Heß · Rödig

Schmerzfrei & beweglich mit dem neuen Kniegelenk

Thieme
QUALITÄTS-
GARANTIE

Liebe Leserin, lieber Leser,

wenn es um die eigene Gesundheit geht, darf man nichts dem Zufall überlassen. »Für eine bessere Medizin und mehr Gesundheit im Leben«: So lautet das Qualitätsversprechen der Marke Thieme. Ärztlich Tätige, Pflegekräfte, Physiotherapeuten oder Hebammen – sie alle verlassen sich darauf, dass sie von Thieme, dem führenden Anbieter von medizinischen Fachinformationen und Services, die entscheidenden Informationen zur richtigen Zeit am richtigen Ort bekommen. So können sie die Menschen, die sich ihnen anvertrauen, bestmöglich unterstützen. Auch Sie können sich auf die TRIAS Ratgeber mit dem Thieme Qualitätssiegel verlassen! Diese Informationsangebote helfen Ihnen dabei, die richtigen Entscheidungen zu treffen, wenn es um Ihre Gesundheit geht, selbst daran mitzuwirken, gesund zu werden, sich gesund zu erhalten oder das Fortschreiten einer Erkrankung zu vermeiden. Mit einem TRIAS Titel aus dem Hause Thieme überlassen Sie Ihre Gesundheit nicht dem Zufall!

Ihr TRIAS Team

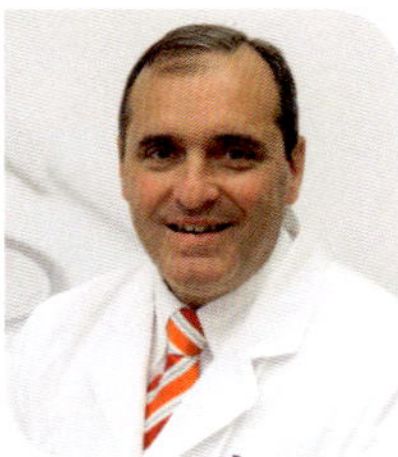

Prof. Dr. med. Thomas Heß ist Chefarzt der Abteilung für Orthopädie am Marienkrankenhaus Erwitte und führt täglich Knie-OPs durch. Anhand individueller Faktoren wie Alter, individueller Anatomie, Knochenqualität und Aktivitätsniveau entscheidet er gemeinsam mit den Patientinnen und Patienten, was das richtige Verfahren und die richtige Endoprothese ist. So findet er für jede Patientin und jeden Patienten die passende Lösung, um die Bewegungs- und Schmerzfreiheit schnellstmöglich zurückzugewinnen.

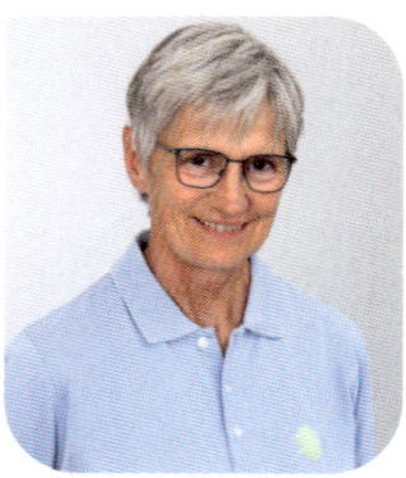

Silke Rödig ist Dipl.-Sportlehrerin und Physiotherapeutin. Sie arbeitet an der orthopädischen Rehaklinik Lindenplatz in Bad Sassendorf, wo sie langjährige Erfahrungen sammeln konnte in Einzel- und Gruppenbehandlungen sowie im Rehasport mit Patientinnen und Patienten nach einer Operation am Kniegelenk.

Prof. Dr. med. Thomas Heß · Silke Rödig

Schmerzfrei & beweglich mit dem neuen Kniegelenk

OP, Nachsorge und die besten Übungen für zu Hause

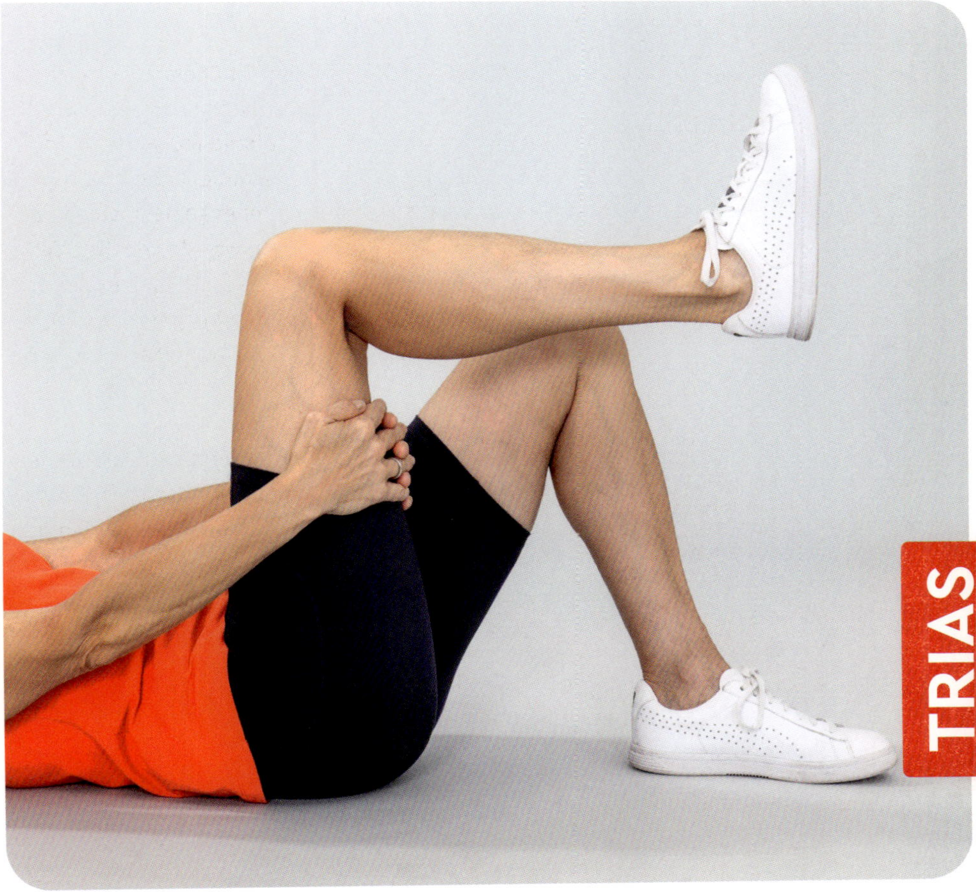

TRIAS

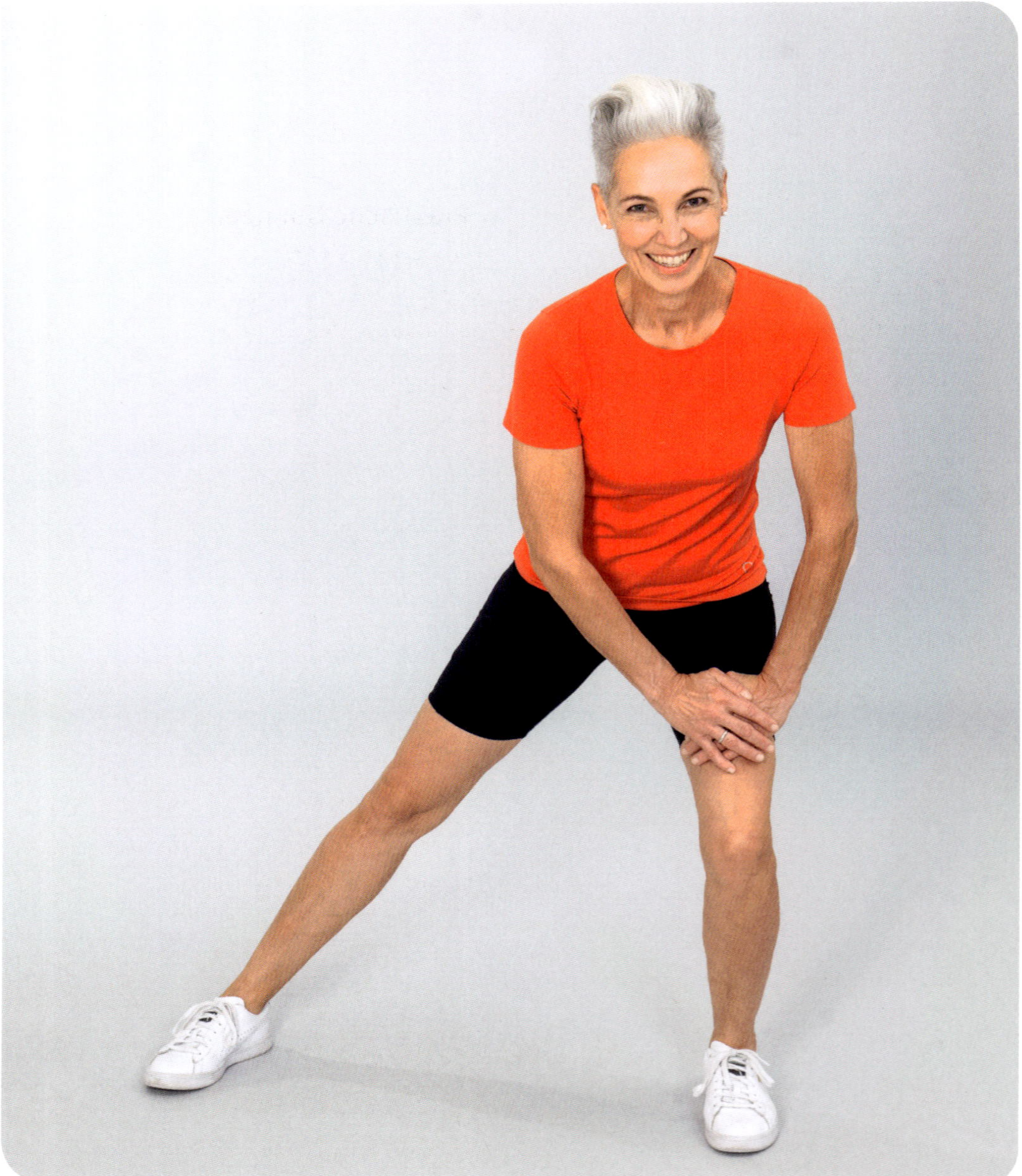

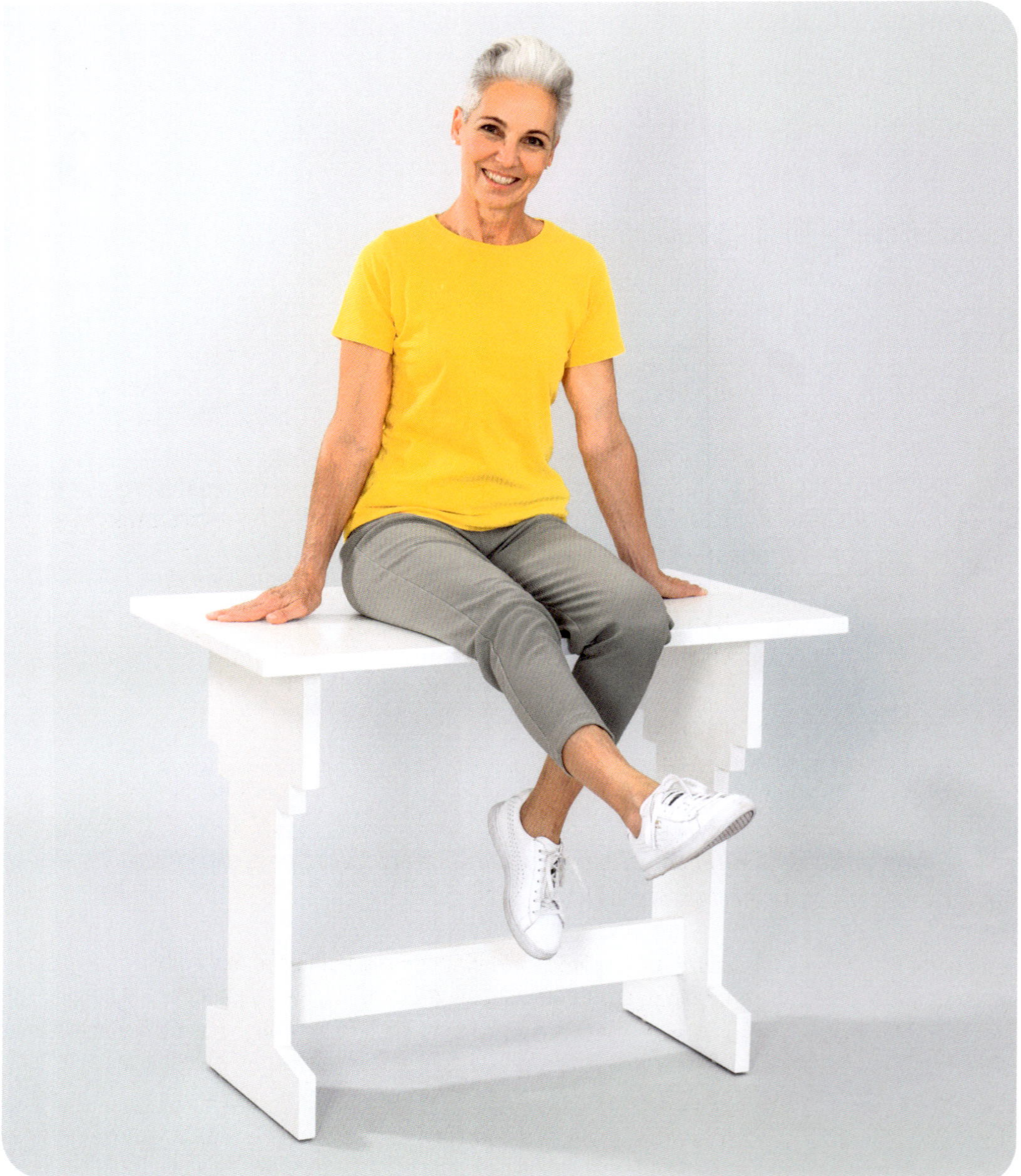

Liebe Leserin, lieber Leser,

im Jahr 2021 wurden in Deutschland knapp 180.000 künstliche Kniegelenke eingesetzt. Diese beeindruckende Zahl zeigt, welchen erheblichen gesundheitspolitischen, aber auch ökonomischen Stellenwert dieser Eingriff mittlerweile hat. Der künstliche Gelenkersatz im Allgemeinen, aber insbesondere der am Kniegelenk, ist eine der erfolgreichsten Verfahren der modernen Medizin geworden. Die Arthrose als typische Alterskrankheit bringt erhebliche Einschränkungen der Mobilität und der Lebensqualität mit sich. Mit dem künstlichen Gelenkersatz gelingt es, diese Beeinträchtigungen bedeutend zu lindern, wenn nicht gänzlich zu beseitigen. Wie jeder chirurgische Eingriff kann aber auch der künstliche Gelenkersatz mit Komplikationen und Risiken einhergehen.

Die Entscheidung für oder gegen einen derartigen Eingriff sollte wohlbedacht getroffen werden. Das vorliegende Buch will Ihnen hierzu eine Orientierungshilfe geben. Wir möchten Ihnen nicht nur die verschiedenen Aspekte eines künstlichen Kniegelenkes erklären, sondern auch auf die Vorbereitung vor der Operation, den Ablauf des Eingriffes und die anschließende Rehabilitation eingehen. Ein ausführlicher Übungsteil ermöglicht es Ihnen, die Übungen später zu Hause fortzusetzen.

Bitte bedenken Sie, dass dieser Ratgeber keine individuelle medizinische Beratung ersetzen kann. Jeder Mensch ist einzigartig und es ist wichtig, dass Sie sich mit Ihrem Arzt und Ihrer Physiotherapeutin austauschen, um Ihre spezifische Situation zu besprechen.

Wir hoffen, dass dieser Ratgeber Ihnen dabei hilft, Ihre Fragen zu beantworten, und Ihnen eine wertvolle Unterstützung auf dem Weg zu einer verbesserten Lebensqualität bietet.

Ihr Prof. Thomas Heß und Ihre Silke Rödig

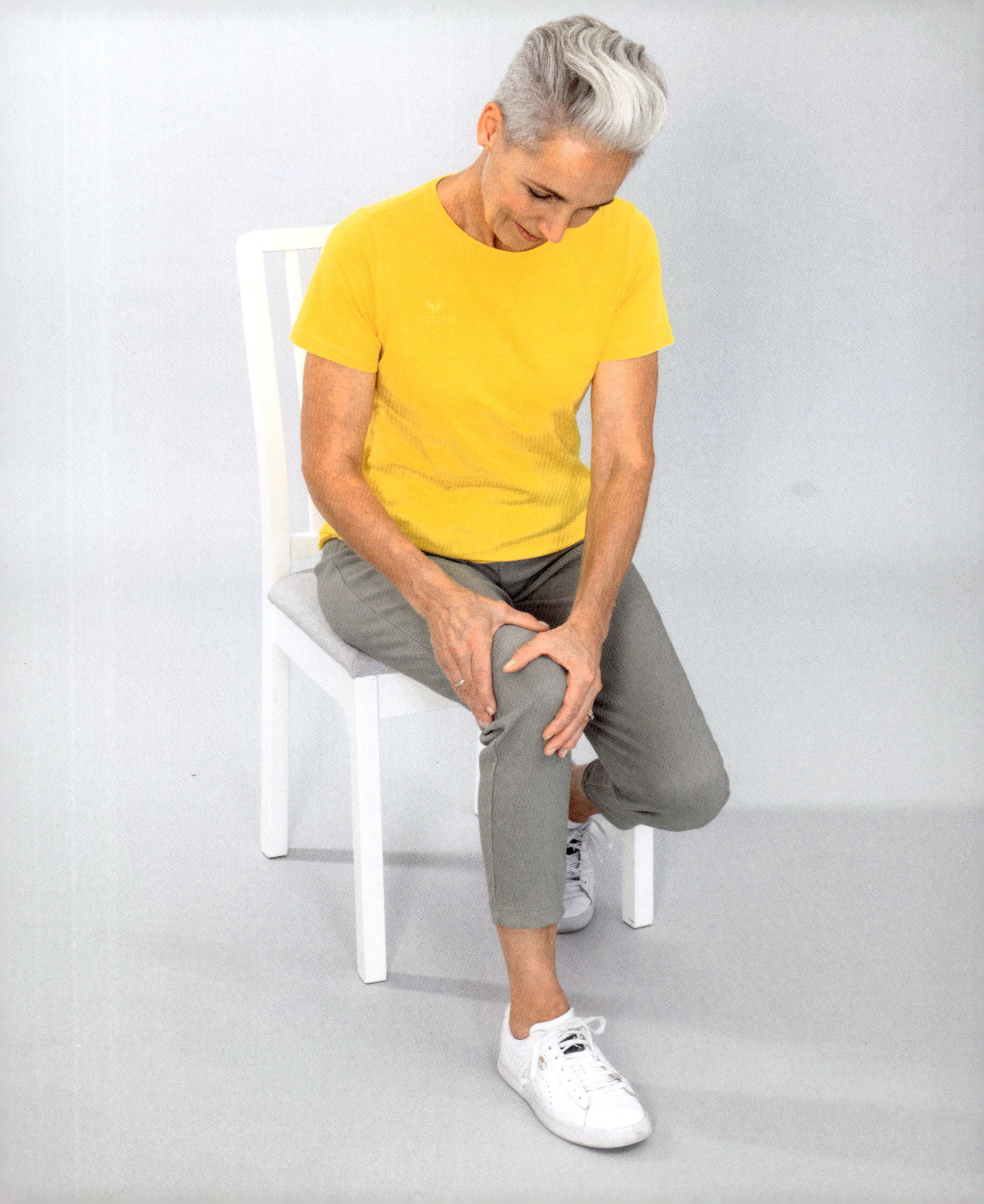

Basiswissen zum Knie

Wie funktioniert das Kniegelenk? Wie ist es aufgebaut? Warum kann Kniearthrose entstehen und was kann man dagegen tun? Welche Behandlungsoptionen gibt es?

Anatomie des Kniegelenks

Das Kniegelenk ist das größte Gelenk des menschlichen Körpers. Es vereinigt eigentlich zwei Gelenke in sich, nämlich das Gelenk zwischen Ober- und Unterschenkel und das zwischen Oberschenkel und Kniescheibe.

Anders als das Hüftgelenk besitzt das Kniegelenk keinen Zusammenhalt durch seine knöcherne Formgebung; der Zusammenhalt wird ausschließlich durch die Gelenkkapsel und den Bandapparat gewährleistet. Diese Bänder sind nicht nur für die Stabilität des Gelenkes verantwortlich, sondern auch für den spezifischen Bewegungsablauf. Das Kniegelenk funktioniert nämlich nicht wie ein simples Scharnier; vielmehr ändert sich die (theoretische) Achse des Kniegelenkes im Verlauf eines Bewegungszyklus (Beugung/Streckung) fortwährend, sodass der Oberschenkel auf dem Plateau des Unterschenkels nicht nur eine Rollbewegung, sondern auch eine Gleitbewegung vollführt. Der Bandapparat des Kniegelenkes bewirkt außerdem, dass es in Beugung zwei Freiheitsgrade (Beugung/Streckung und Drehung des Unterschenkels), in voller Streckung jedoch nur einen Freiheitsgrad (Beugung/Streckung) besitzt. Eine Drehung des Unterschenkels oder Fußes ist somit bei gestrecktem Kniegelenk nur aus der Hüfte möglich.

Die oberschenkelseitige Gelenkfläche des Kniegelenkes ist zweigeteilt und ähnelt den Kufen eines Schlittens. Die unterschenkelseitige Gelenkfläche ist plateauförmig. Die hierdurch entstehende Inkongruenz der Gelenkflächen wird durch den Außen- und Innenmeniskus ausgeglichen.

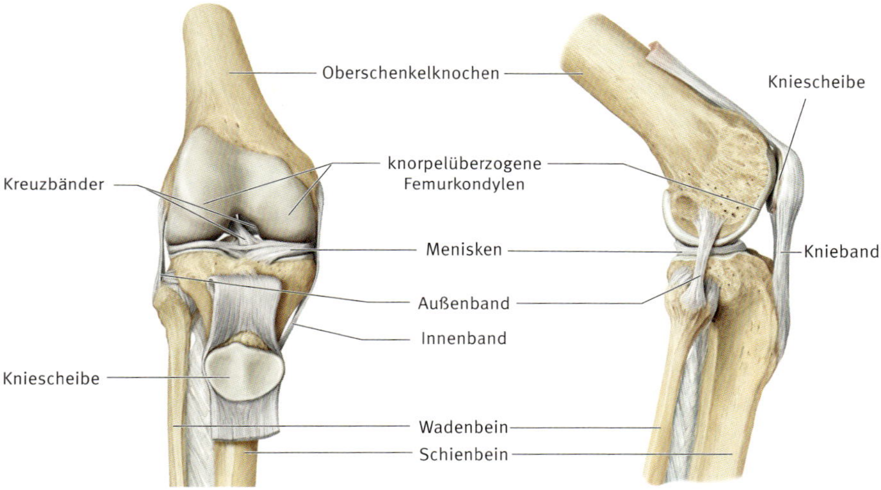

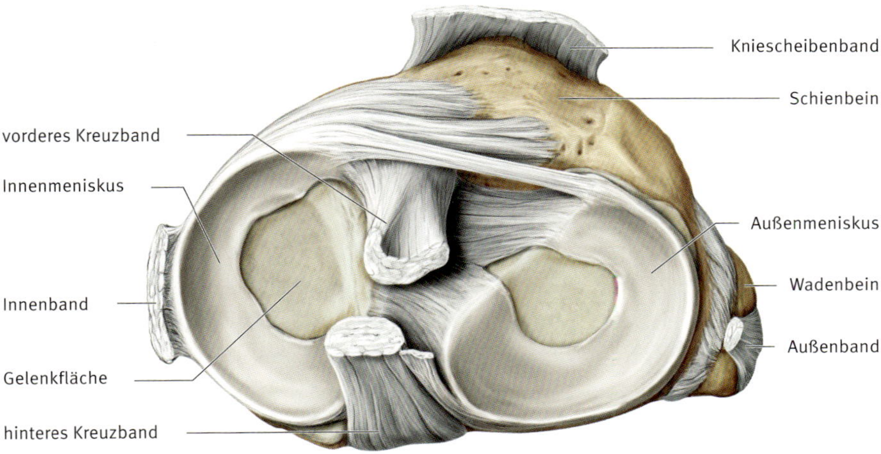

nach: Schünke M, Schulte E, Schumacher U, PROMETHEUS LernAtlas, Grafiken: Voll M, Wesker K; Thieme: 2022

Die Muskulatur rund um das Kniegelenk

Sowohl am Unterschenkel als auch am Oberschenkel befinden sich zahlreiche Muskeln, die das Kniegelenk stabilisieren und die Bewegungen steuern.

Vordere Oberschenkelmuskulatur: Sie besteht aus dem M. quadriceps, einem vierteiligen Muskel. Die Sehne dieses Muskels geht über das Kniegelenk hinweg, schließt die Kniescheibe ein und setzt am Unterschenkel an. Der Muskel ist für die Streckung des Kniegelenks wichtig, z.B. beim Aufstehen von einem Stuhl.

Hintere Oberschenkelmuskulatur: Hier befindet sich eine Muskelgruppe, die »ischiocrurale Muskulatur« genannt wird. Sie ist für die Beugung des Kniegelenks wichtig, entspringt teilweise am Sitzbein des Beckens, aber auch am Oberschenkelknochen (Femur). Der Hauptmuskel läuft an der Außenseite des Kniegelenks entlang bis zum Wadenbeinköpfchen.

Oberschenkelaußenseite: Hier verläuft ein dicker Sehnenstrang, der sogenannte »Tractus iliotibialis«, an dem Teile der Muskulatur befestigt sind.

Wadenmuskulatur: Auch am Unterschenkel befinden sich einige Muskeln, die an der Funktion des Kniegelenks beteiligt sind. Die Oberfläche der Wade wird durch den M. gastrocnemius gebildet. Dieser entspringt am unteren Teil des Oberschenkelknochens und zieht hinunter bis zum Fersenbein. Der Muskel ist sehr wichtig für die Gehbewegung, beugt das Kniegelenk und ist an der Abrollbewegung des Fußes beteiligt.

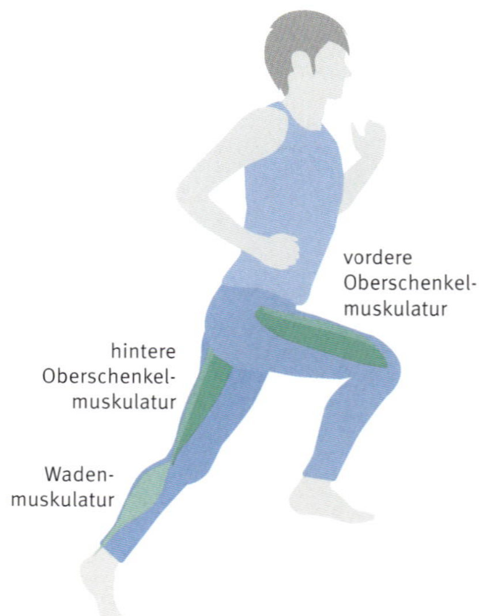

Arthrose im Knie

Wie bei allen Gelenken sind auch beim Kniegelenk die Gelenkflächen mit Knorpel überzogen. Hierbei handelt es sich um ein besonderes Gewebe, den sogenannten hyalinen Knorpel.

Hyaliner Knorpel kann vom menschlichen Körper zu Lebzeiten nicht nachgebildet werden. Bei Geburt besteht etwa ein Drittel des kindlichen Skelettes aus diesem hyalinen Knorpel, was der Elastizität des kindlichen Skelettes dient – zum Beispiel beim Geburtsvorgang. Während des Wachstums wird dieser hyaline Knorpel dann nach und nach zu Knochen umgebildet, sodass am Ende des Wachstums nur noch die Oberflächen der Gelenke mit diesem speziellen Gewebe überzogen sind. Im Verlauf des weiteren Lebens bildet sich dann auch dieser Gelenküberzug langsam zurück, sodass der darunterliegende Knochen zutage tritt. Diesen Vorgang und die daraus resultierenden Symptome bezeichnet man als Arthrose.

« Die Beinmuskulatur.

Eine Arthrose entsteht schleichend

Zunächst kommt es zu einer sukzessiven Ausdünnung des Knorpelbelages, dann treten einzelne Defekte bis auf den Knochen hinunter auf. In diesen Stadien wird die Erkrankung in der Regel als Knorpelerkrankung (medizinisch: Chondromalazie) bezeichnet. Von Arthrose spricht man erst dann, wenn größere Flächen des Knochens frei liegen oder typische Beschwerden und Veränderungen im Röntgenbild auftreten.

Eine fortgeschrittene Arthrose lässt sich – gerade am wenig weichteilbedeckten Kniegelenk – meist schon durch Betrachtung erkennen: Das Gelenk wirkt unförmig, es entsteht ein O-Bein oder übertriebenes X-Bein, häufig verbunden mit einem Instabilitätsgefühl. Der Untergang von Knorpelgewebe führt auch dazu, dass das Gelenk Flüssigkeit bildet, einen sogenannten Kniegelenkerguss. Häufig verläuft der Knorpeluntergang in Schüben, das Gelenk ist dann wie bei einer Entzündung überwärmt und manchmal sogar gerötet. Der Gelenkerguss führt zu Spannungsgefühlen oder Einschränkungen bei der Beugung.

Linke Aufnahme: Arthrose auf der Innenseite des Kniegelenks.
Rechte Aufnahme: Arthrose aller Kniegelenksabteile. *Quelle: Prof. Dr. Heß*

Leitsymptom einer fortgeschrittenen Kniearthrose (Gonarthrose) ist natürlich der Schmerz: Er tritt zunächst nur nach längerer Belastung auf, mit Fortschreiten der Erkrankung immer häufiger und bei immer geringeren Belastungen, bis schließlich ein Schmerz in Ruhe oder auch des Nachts besteht. Dies geht einher mit einer zunehmenden Einschränkung der Beweglichkeit, zunächst für die Beugung, schließlich auch für die Streckung. In der Extremform einer Arthrose ist das Gelenk schließlich völlig eingesteift.

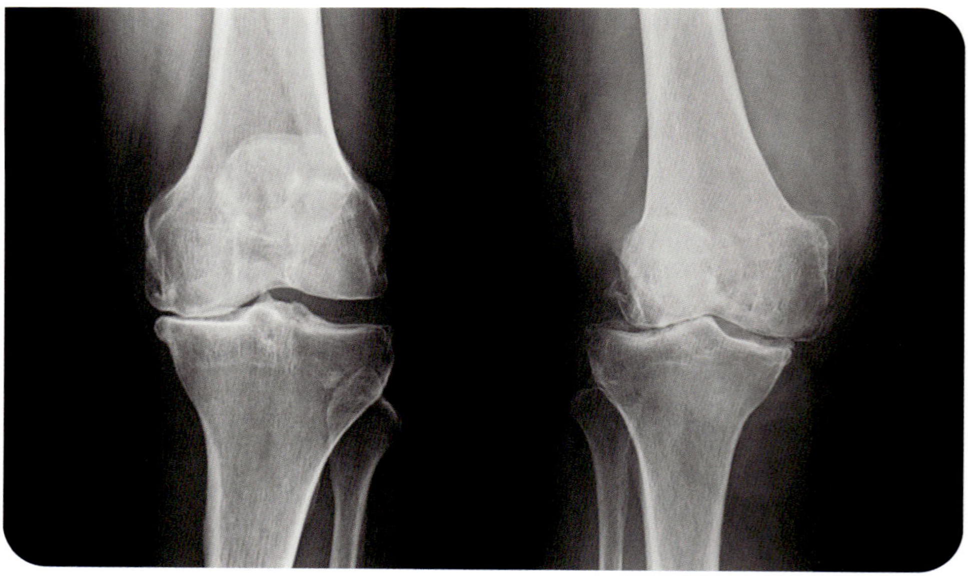

Behandlungsmöglichkeiten von Kniearthrose

Es gibt keine Therapie, die die Arthrose heilt oder beseitigt. Zwar können bei jüngeren Menschen (unter 55 Jahren) kleinere, umschriebene Knorpeldefekte durch operative Maßnahmen (sogenannte Knorpelchirurgie, siehe unten) geheilt werden. Ist aber der Knorpelverlust großflächig und an mehreren Stellen des Gelenkes – besteht also eine Gonarthrose –, so ist eine Heilung nicht mehr möglich. Bevor aber der Einsatz eines künstlichen Kniegelenkes erforderlich wird, gibt es eine Reihe von Behandlungsmöglichkeiten, die die Symptome der Kniearthrose lindern oder ein Fortschreiten der Erkrankung verlangsamen.

Zu den nicht operativen Therapien zählen:

- Bewegung und Physiotherapie
- Gewichtsreduktion (S. 16)
- Hilfsmittel wie Einlagen, Bandagen, Orthesen (S. 16)
- Medikamente (S. 17)

Zu den operativen Verfahren zählen:

- verschiedene Optionen, um das eigene Kniegelenk zu erhalten, wie Gelenkspiegelung (Arthroskopie) (S. 18) und Umstellungsosteotomie (S. 19)
- der Einsatz eines künstlichen Kniegelenks (S. 22)

Bewegung und gezielte Physiotherapie

Regelmäßige Bewegung, sei es durch einfaches Spazierengehen, Wanderungen, Gymnastik oder auch Sport, ist wesentlich für den Funktionserhalt der Gelenke. Neben den positiven allgemeinkörperlichen Auswirkungen regelmäßiger Bewegung fördert diese auch die Durchblutung des Gelenkknorpels. Der Knorpel besitzt nämlich keine eigenen Blutgefäße, sondern muss vom darunterliegenden Knochen ernährt werden. Die rhythmischen Belastungen und Entlastungen des Knorpels im Rahmen regelmäßiger Bewegungen fördern seine Durchblutung. Darüber hinaus verhindern regelmäßige Bewegungen und Gymnastikübungen ein Einsteifen des Gelenkes, was bei der Arthrose nicht nur durch die Erkrankung selbst, sondern auch durch einen Verlust der Muskelelastizität erfolgt.

In der Physiotherapie gibt es Behandlungstechniken, die das Kniegelenk entlasten. Dabei wird ein Zug auf den Unterschenkel ausgeübt, um den Gelenkspalt zu weiten. Dies gelingt nur in geringem Ausmaß, jedoch führt diese Behandlung zu einer Beschwerdelinderung und Verbesserung der Beweglichkeit im Kniegelenk. Wird dieser Zug, auch »Traktion« genannt, rhythmisch ausgeführt, regt das auch die Ernährung des Knorpels an. Allerdings kann auch diese Behandlung eine Gonarthrose nicht heilen, aber manchmal eine Operation hinauszögern oder Schmerzmittel reduzieren.

Übergewicht abbauen

Für die Kniearthrose ist bewiesen, dass Übergewicht sowohl eine wesentliche Ursache für das Entstehen als auch das Fortschreiten der Erkrankung ist. Eine Reduktion des Körpergewichts zum Normalgewicht ist daher einer der wichtigsten Eckpunkte zur Behandlung der Erkrankung. Bei erheblichem Übergewicht kann eine Gewichtsreduktion sogar zum vollständigen Verschwinden von Beschwerden ohne weitere Therapie führen. In den Leitlinien zum Einsetzen von künstlichen Kniegelenken wird ein starkes Übergewicht mit einem BMI (Body-Mass-Index) von über 40 kg/m² sogar als relative Gegenindikation für den Einsatz eines künstlichen Kniegelenkes genannt. Dies entspricht beispielsweise einem Gewicht von 116 Kilogramm bei einer Körpergröße von 170 Zentimetern.

Hilfsmittel

Einlagen: Weichbettende Einlagen reduzieren die Stoßbelastung auf das Kniegelenk. Darüber hinaus können bei einseitiger Kniearthrose Einlagen mit einer Innen- oder Außenranderhöhung versehen werden, wodurch sie die Kniegelenkachse leicht verschieben. Damit wird die Lastlinie auf das weniger betroffene Gelenkkompartiment verschoben und somit das betroffene Gelenkkompartiment entlastet.

Bandagen und Orthesen: Kniegelenkbandagen haben bereits durch ihre komprimierende Wirkung einen stützenden Effekt und lindern so oft die Beschwerden bei Kniegelenkarthrose. Bei Gelenkinstabilitäten kommen metallverstärkte Bandagen oder Orthesen zur Anwendung. Eine Sonderform stellen sogenannte Entlastungsorthesen dar, die durch Achsveränderung das überwiegend verschlissene Kompartiment entlasten sollen. Sie werden meistens eingesetzt, wenn eine Operation aus allgemeinkörperlichen Gründen nicht infrage kommt.

Medikamentöse Therapieoptionen

Ein Medikament, das die Arthrose verhindert, heilt oder einen Knorpelaufbau hervorruft, gibt es nicht.

Nicht steroidale Antirheumatika: Allerdings können die Medikamente aus der Reihe der sogenannten nicht steroidalen Antirheumatika (z. B. Diclofenac, Ibuprofen und die sogenannten Coxibe) nicht nur Schmerzen lindern, sondern wirken auch entzündungshemmend. Damit können zumindest die akuten Arthroseschübe mit entzündungsähnlichen Symptomen unterdrückt werden, was ein Fortschreiten der Arthrose verlangsamt. Gegen eine gelegentliche oder phasenweise Einnahme dieser Medikamente bestehen keine Bedenken. Eine regelmäßige und dauerhafte Einnahme sollte aber vermieden werden. Außerdem ist zu beachten, dass diese Substanzen bei schweren Herzerkrankungen, Nieren- und Lebererkrankungen sowie bei Magenüberempfindlichkeiten bzw. Vorliegen von Magengeschwüren verboten sind.

Cortison in Tablettenform ist zwar im akuten Schub einer Arthrose ebenfalls wirksam, wegen der allgemeinkörperlichen Nebenwirkungen ist aber eine lokale Anwendung (durch Injektion) zu bevorzugen.

Opioidhaltige Schmerzmittel wirken bei Arthrose nicht besser als die oben genannten nicht steroidalen Antirheumatika und sollten wegen ihres Suchtpotenzials daher nicht angewendet werden.

Gelenkspritzen

Cortison-Injektion: Bei Injektionen in das Kniegelenk werden zumeist Cortisonpräparate verwendet. Insbesondere bei einem akuten Schub führen diese Injektionen meistens zu einer deutlichen Beschwerdelinderung, die allerdings nur einige Tage bis zu mehreren Wochen anhält. Cortison-Injektionen sind daher für eine vorübergehende Therapie bei fortgeschrittener Arthrose zu empfehlen, um die Implantation eines künstlichen Kniegelenkes noch hinauszuzögern. Es gibt Hinweise darauf, dass eine dauerhafte Injektionsbehandlung mit Cortison zu einem schnelleren Voranschreiten der Arthrose führt. Dieser Faktor muss gegen die schmerzlindernde Wirkung der Injektionen abgewogen werden. Wichtig: Drei Monate vor dem geplanten Einsatz eines künstlichen Kniegelenkes sollten keine Injektionen mehr durchgeführt werden

(Infektionsgefahr). Außerdem ist zu bedenken, dass bei Gelenkinjektionen das (geringe) Risiko einer Infektion besteht (vier Fälle aus 10.000 Behandlungen). Eine Gelenkinfektion ist eine schwerwiegende Komplikation und muss fast immer operativ behandelt werden.

Hyaluronsäure-Injektion: Weitere Substanzen zur Gelenkinjektion sind die Hyaluronsäure und speziell aufbereitetes Eigenblut. Auch diesen Substanzen wird zugeschrieben, über einen längeren Zeitraum die Symptome der Arthrose zu lindern. Ein wissenschaftlicher Beweis dafür liegt bislang allerdings nicht vor. Keinesfalls führen all diese Substanzen zu einem Wiederaufbau des erkrankten Knorpels im Gelenk

Operative Therapieoptionen zum Gelenkerhalt

In den letzten Jahren wurden mehrere Verfahren entwickelt, um Knorpelschäden durch chirurgische Maßnahmen wie Verpflanzung oder Knorpelzüchtung zu beheben. Diese Methoden sind allerdings auf umschriebene und vereinzelte Knorpelschäden beschränkt. Ist bereits eine Gonarthrose, also ein großflächiger Knorpelschaden, entstanden, ist auch durch Operationen eine Heilung nicht mehr möglich. Bei einer Arthrose in den ersten Stadien mit noch zumindest teilweisem Erhalt des Gelenkspalts im Röntgenbild gibt es allerdings chirurgische Maßnahmen, die ein Fortschreiten der Erkrankung verzögern und die Beschwerden lindern oder sogar beheben können.

Gelenkspiegelung (Arthroskopie)

Bei einer Gelenkspiegelung wird die Gelenkoberflächen zunächst inspiziert und das Ausmaß der Knorpelzerstörung katalogisiert. Darüber hinaus können Begleiterkrankungen wie zerstörte Menisci, die ihrerseits Entstehung und Fortgang der Arthrose begünstigen, behoben werden. Außerdem können bereits abgelöste Knorpelbeläge abgetragen werden, die ansonsten langsam im Gelenk zerfallen würden und so immer wieder zu Reizungen und Gelenkergüssen führen würden. Eine derartige Maßnahme ist allerdings nur in den ersten Stadien der Arthrose sinnvoll, in fortgeschrittenen Stadien sollte sie nicht mehr durchgeführt werden. Steht im Röntgenbild beispielsweise »Knochen auf Knochen«, so führt eine Arthroskopie nur zu einer allenfalls kurzfristigen Beschwerdebesserung und ist daher sinnlos, da meist innerhalb weniger

Wochen bis Monate eine weitere Operation mit dem Einsatz eines künstlichen Kniegelenkes erforderlich sein wird.

Umstellungsosteotomie

Wenn sich die Arthrose ausschließlich im äußeren oder inneren Gelenkkompartiment abspielt und im Röntgenbild noch etwas Gelenkspalt erhalten ist, kann eine Umstellungsosteotomie durchgeführt werden. Hierbei wird der Schienbein- oder seltener der Oberschenkelknochen an einer bestimmten Stelle durchtrennt und so weit aufgeklappt, dass die Hauptlast durch das noch gut erhalten Kniegelenkkompartiment geleitet wird. Damit wird das betroffene Kompartiment (meist das innenseitige) entlastet. Die Abstützung des durchtrennten Knochens erfolgt durch eine Platte. Diese Operation ist insbesondere bei jüngeren Patienten (< 60 Jahren) zu empfehlen, da hierbei das körpereigene Gelenk erhalten bleibt. Nach einem solchen Eingriff ist allerdings eine vier- bis sechswöchige Entlastung an Unterarmgehstützen erforderlich. Die Möglichkeit, im weiteren Verlauf ein künstliches Kniegelenk einzusetzen, bleibt mit diesem Verfahren erhalten.

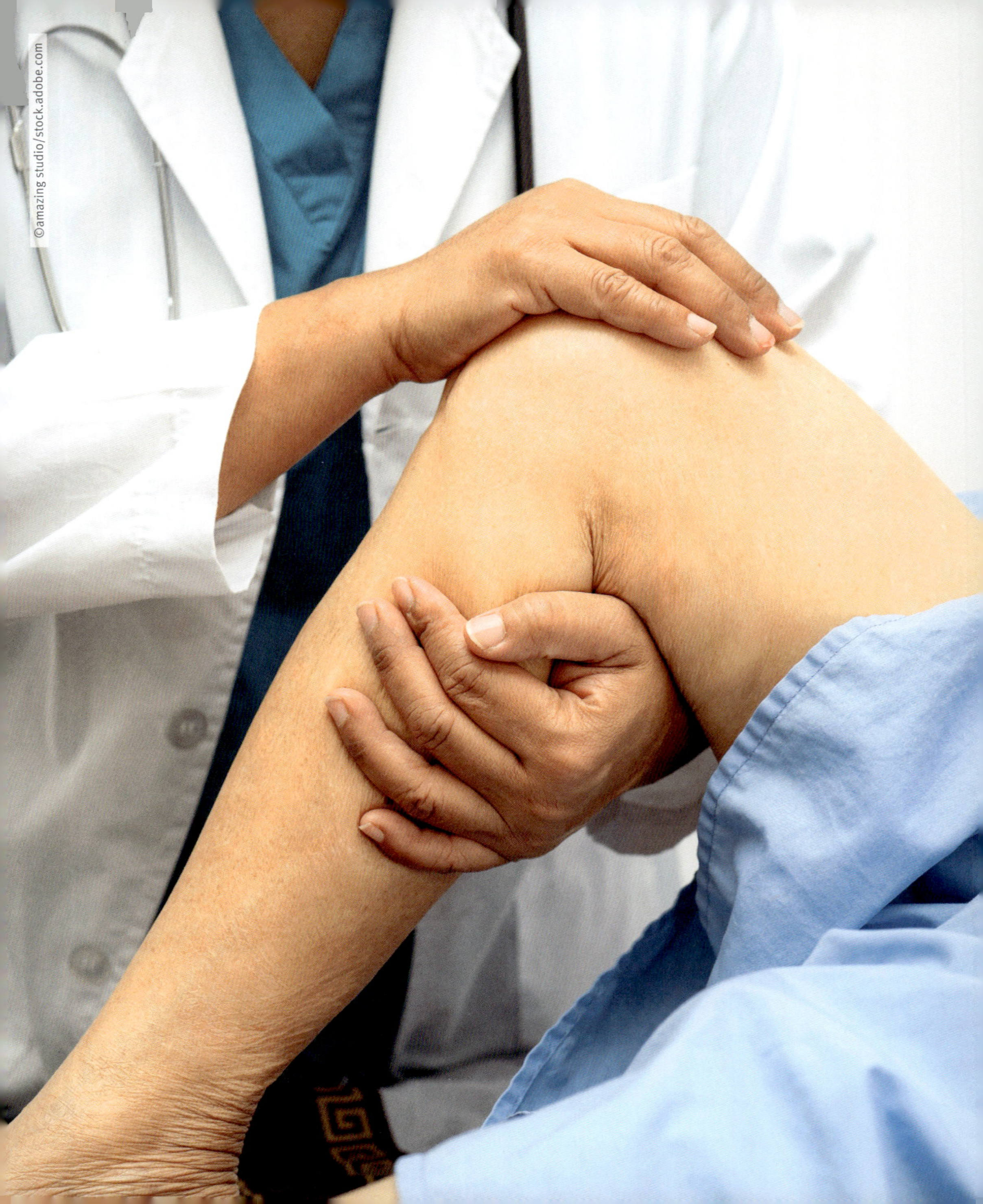

Die Knie-OP

Hier geht es darum, was Sie wissen müssen, wenn bei Ihnen der Einsatz eines künstlichen Kniegelenks in Erwägung gezogen wird.

Künstliche Kniegelenke

Was spricht für und was spricht gegen den Einsatz eines künstlichen Kniegelenks? Und wie kann man sich so eine Gelenkprothese vorstellen? Welche Gelenkteile werden dabei ersetzt?

Entscheidungskriterien für eine Operation

Die Entscheidung zum Einsatz eines künstlichen Kniegelenkes muss stets individuell auf die spezifische Situation und Bedürfnisse des jeweiligen Patienten abgestimmt sein. Traditionell galten als Kriterien zum Einsatz eines künstlichen Kniegelenkes:

- Das Vorliegen einer entsprechenden Arthrose (im Röntgenbild belegt),
- die Aufhebung der beschwerdefreien Gehstrecke, das heißt, der Patient kann praktisch keine Gehstrecke mehr zurücklegen, ohne dass er erhebliche Schmerzen hat, und
- das Auftreten von Ruhe- und Nachtschmerz.

Diese sehr harten Kriterien müssen aber an die individuellen Bedürfnisse des Patienten angepasst werden: So kann es sein, dass ein Patient auf das Zurücklegen längerer Gehstrecken wegen seines Berufes, seiner alltäglichen Situation (z.B. Einkäufe) oder auch andere wichtige Aktivitäten angewiesen ist. Für ihn mag bei einer Kniearthrose die Indikation zum Einsatz eines künstlichen Kniegelenkes vorliegen, auch wenn die beschwerdefreie Gehstrecke noch nicht völlig aufgehoben ist und noch kein Ruhe- oder Nachtschmerz besteht. Es muss daher immer im Einzelfall eine Abwägung zwischen dem bestehenden Leidensdruck, den bekannten Risiken einer derartigen Operation und den zu erwartenden Mobilitäts- und Beschwerdeverbesserungen erfolgen.

Die Arbeitsgemeinschaft wissenschaftlich medizinischer Fachgesellschaften (AWMF) gibt regelmäßig sogenannte Leitlinien heraus, die den Ärztinnen, aber auch Patientinnen als Hilfestellung für die Entscheidung zu Behandlungsmaßnahmen und Operationen dienen sollen. Die AWMF-Leitlinie für Knieprothesen nennt folgende Hauptkriterien als Mindestvoraussetzungen für die Indikationsstellung, die im Normalfall erfüllt sein müssten:

- Knieschmerzen
- Nachweis eines Strukturschadens (Arthrose, Osteonekrose)
- Versagen konservativer Therapiemaßnahmen
- auf die Kniegelenkerkrankung bezogene Einschränkung der Lebensqualität und subjektiver Leidensdruck

Dabei wird betont, dass Knieschmerzen oder Funktionseinschränkungen erheblichen Ausmaßes über mindestens 3–6 Monate vorgelegen haben sollten, bevor die Entscheidung zur Knieprotheseoperation gefällt wird, und nachweislich konservative Maßnahmen nicht zu einer Verbesserung dieser Beschwerden geführt haben. Selbstverständlich dürfen zum Zeitpunkt des Eingriffes keine Kontraindikationen vorliegen wie beispielsweise eine bakterielle Entzündung des Kniegelenkes oder schwere allgemeinkörperliche Erkrankungen, die einen derartigen Eingriff verbieten.

Die Knieprothese – Modelle und Typen

Knieprothesen werden von mehreren Herstellern angeboten. Aufgrund strenger Zulassungsbeschränkungen gibt es aber keine wesentlichen Qualitätsunterschiede zwischen den Fabrikaten. Im Folgenden werden daher nur die verschiedenen Prothesentypen beschrieben. Das sind einerseits die Teilprothesen, wenn nur eines der drei Kniegelenkskompartimente betroffen ist, und andererseits die Totalendoprothesen, die alle drei Kompartimente ersetzen.

Teilprothese (Schlittenprothese)

Eine Teilprothese ersetzt nur eines der 3 Kompartimente des Kniegelenkes, also das innere, das äußere oder das Kompartiment zwischen Oberschenkel und Kniescheibe. Am häufigsten werden Teilprothesen bei einem Verschleiß des innenseitigen Kompartimentes eingesetzt. Ihre medizinische Bezeichnung ist »unikondyläre Knieprothese«, im alltäglichen Sprachgebrauch werden sie häufig als Schlittenprothese bezeichnet. Der Einsatz einer unikondylären Prothese ist an bestimmte Voraussetzungen geknüpft:

- Die Arthrose muss streng auf das jeweils betroffene Kompartiment (meistens das innenseitige) beschränkt sein.
- Der Bandapparat muss intakt sein, insbesondere muss das vordere Kreuzband erhalten sein.
- Es dürfen keine allzu großen Deformitäten (wie X- oder O-Bein) oder Bewegungseinschränkungen (wie Streckdefizit) vorliegen.

Bei richtiger Anwendung ist die Schlittenprothese ein ausgezeichnetes Implantat, das eine sehr gute Beweglichkeit ermöglicht und den Vollprothesen hinsichtlich der Belastbarkeit und Standzeit nicht nachsteht. Ein Nachteil dieser Versorgungsform ist, dass die Arthrose im Laufe der Jahre auch auf die restlichen Teile des Kniegelenkes übergreifen kann und dann wegen des Verschleißes dieser restlichen Kniegelenkkompartimente die Umwandlung in eine Vollprothese erfolgen muss. Aus diesem Grund werden in Statistiken die Schlittenprothesen häufiger ausgewechselt als die Vollprothesen.

Eine Sonderform der Teilprothese ist die isolierte Prothese des femoropatellaren Gelenkes, also des Gelenkes zwischen Kniescheibe und Oberschenkel: Falls in diesem Gelenkabteil tatsächlich eine isolierte Arthrose vorliegt, kann auch diese mit einer Teilprothese versorgt werden. Diese femoropatellaren Prothesen sind so konstruiert, dass auch hier eine spätere Umwandlung zur Vollprothese problemlos möglich ist.

Totalendoprothesen

Eine Totalendoprothese ersetzt alle drei Kompartimente des Kniegelenkes. In der am häufigsten verwendeten Variante handelt es sich um einen sogenannten Oberflächenersatz.

Oberflächenersatzprothesen

Bei einer Oberflächenersatzprothese wird lediglich die zerstörte Knorpeloberfläche des Kniegelenkes durch die Prothese ersetzt, während die innere Stabilität des Kniegelenkes weiterhin durch die belassenen Bänder (Seitenbänder und teilweise hinteres Kreuzband) gewährleistet wird. Durch diese Konstruktion übernimmt der belassene Bandapparat des Kniegelenkes den Großteil der Dreh- und Scherkräfte, die auf das Kniegelenk einwirken, was einer Lockerung der Knieprothese entgegenwirkt.

Den Prothesentyp des Oberflächenersatzes gibt es in verschiedenen technischen Varianten (Kreuzband erhaltend, posterior stabilized = Kreuzband ersetzend, Pivot Knie, rotierende Plattformen). Für keine dieser Varianten konnte jedoch bislang eine wesentliche Überlegenheit gezeigt werden.

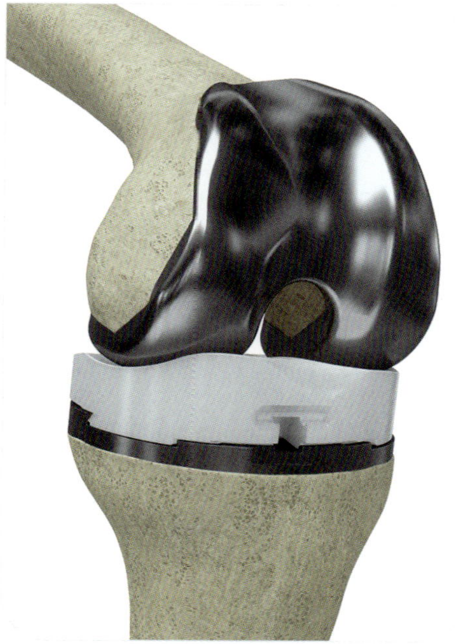

Knietotalprothese (Oberflächenersatz); *Quelle: MicroPort Scientific GmbH*

Die Oberflächenersatzprothesen bestehen in der Regel aus drei Teilen:

- dem Oberschenkelteil, der in der Regel aus einer Kobalt-Chrom-Legierung besteht und mit seinen beiden Kufen die Bewegung ausführt,
- dem Unterschenkelteil, der wie eine Platte ausgebildet ist, aus Kobalt-Chrom oder einer Titanlegierung besteht, und

- dem sogenannten Inlay, einem Kunststoffblock, der auf dem Unterschenkelteil befestigt wird und dann das Lager für den Oberschenkelteil bildet.

Außerdem kann zur Vollprothese noch ein Gelenkersatz für die Kniescheibe gehören, der auf die Rückseite der Kniescheibe aufgebracht wird, falls diese stark zerstört ist. In vielen Fällen wird aber die Kniescheibe nicht gesondert versorgt. Es läuft dann die natürliche Kniescheibe gegen das Metallschild des Oberschenkelteiles, was in der Regel schmerzfrei funktioniert.

Es hat sich allgemein durchgesetzt, dass Knieprothesen zementiert werden. Dabei handelt es sich nicht um echten Zement, sondern um einen Zweikomponentenkleber. In Langzeituntersuchungen schneiden die zementierten Knieprothesen besser ab als die zementfreien. Die Hauptnachteile von zementierten Prothesen an der Hüfte (Knochenzerstörung durch Zementabrieb, Schwierigkeiten der Zemententfernung beim Prothesenwechsel) sind in dieser Form bei der Knieprothese nicht zu erwarten.

Gekoppelte Prothesen

Gekoppelte Prothesen besitzen eine innere Mechanik, die den Ober- und Unterschenkelteil der Prothese zusammenhält und stabilisiert. Die einfachste Ausführung einer derartigen gekoppelten Prothese wäre die Scharnierprothese, die aber heutzutage nicht mehr verwendet wird. Stattdessen besitzen diese Prothesen eine innere Mechanik mit Stiften oder Bolzen, die das Gelenk stabilisie-

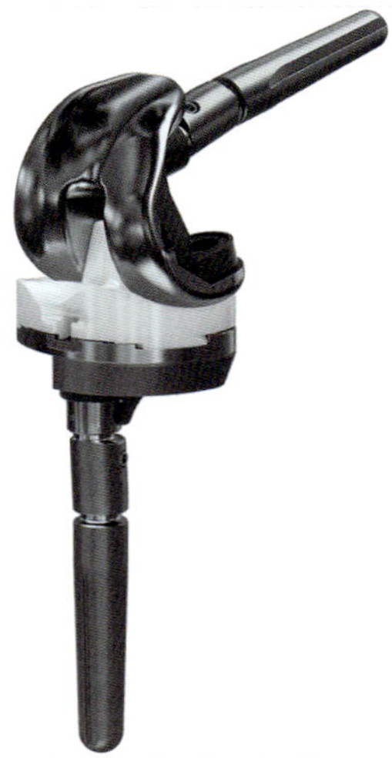

Gekoppelte Knieprothese; *Quelle: MicroPort Scientific GmbH*

ren. Sie kommen zum Einsatz, wenn der Bandapparat stark geschwächt ist (z. B. bei Rheuma) oder die Bänder zerstört oder gerissen sind, sodass die Prothese auch die Funktion des Bandapparates am Kniegelenk übernehmen muss. Diese Prothesen sind dann aber erheblich größeren Scher- und Rotationskräften ausgesetzt, sodass sie mit Stielen im Ober- und Unterschenkel befestigt werden müssen.

Sonderprothesen

Sie sollen hier nur der Vollständigkeit halber erwähnt werden: Es handelt sich um eigens angefertigte oder aus Einzelteilen zusammengesetzte Prothesen, die bei Tumoren verwendet werden oder beim Austausch von Knieprothesen, wenn erhebliche Defekte am Knochen bestehen. Diese müssen dann durch Metallnetze oder Metallblöcke ausgeglichen werden.

Knieprothesen-OP: Risiken

Wie bei jeder medizinischen Behandlung und insbesondere jedem chirurgischen Eingriff bestehen auch beim Einsetzen einer Knieprothese Risiken und Komplikationsmöglichkeiten.

Mögliche Komplikationen

Es ist daher wichtig, dass jeder Patient und jede Patientin sich darüber bewusst ist und auch zuvor mit dem behandelnden Arzt bzw. der behandelnden Ärztin diese Punkte erörtert hat. Wie im vorigen Kapitel bereits ausgeführt, gilt es nämlich abzuwägen, ob die zu erwartende Steigerung der Lebensqualität durch den Einsatz einer Knieprothese das individuelle Risiko- und Komplikationsprofil aufwiegt.

Zu den häufigsten Komplikationen der Knieprothesen-Operationen zählen:

- Infektion
- Thrombose
- Steifheit und Bewegungseinschränkung
- Nervenschäden
- Blutungen und Hämatome
- Lockerung der Prothese

Infektion

Eine Infektion ist die häufigste Komplikation nach dem Einsetzen einer Knieprothese. Neben den bereits strengen allgemeinen Sterilitätskriterien im OP werden in Operationssälen, in denen künstliche Gelenke eingesetzt werden, nochmals schärfere Anforderungen an Mensch und Material gestellt. Dennoch ist eine Infektion niemals gänzlich auszuschließen.

Neben den allgemeinen chirurgischen Problemen einer Wundinfektion kommt bei Prothesenoperationen hinzu, dass es sich bei dem Kunstgelenk um einen Fremdkörper handelt, der den Bakterien einen Rückzugsort bietet und insofern vom Abwehrsystem des Körpers und von Antibiotika schlecht zu erreichen ist. Dadurch heilt die Infektion oftmals erst aus, nachdem das Fremdmaterial aus dem Körper entfernt wurde. Die Infektion eines künstlichen Gelenkes kommt am häufigsten während der Implantation vor (etwa einer aus 200 Fällen), kann aber prinzipiell auch im gesamten späteren Leben auftreten. Im letzteren Fall werden die Bakterien dann über die Blutbahn an das Implantat transportiert.

Ein Protheseninfekt erfordert in jedem Falle eine sofortige Operation: Hierbei wird in der Regel zunächst versucht, durch eine Reinigung des Gelenkes und den Austausch von Prothesenteilen die Infektion zu stoppen und das Kunstgelenk zu erhalten. Falls dies nicht gelingt oder die Infektion schon zu lange vorliegt, muss die gesamte Prothese entfernt werden. Meistens wird dann ein antibiotikumbeladener Platzhalter eingesetzt und nach Abklingen der Infektion ein neues Kunstgelenk implantiert. Selten muss in besonders schweren Fällen der Einsatz eines neuen Kunstgelenkes unterbleiben und das Kniegelenk versteift werden. In jedem Falle ist bei einer Protheseninfektion die intensive und mehrwöchige Verabreichung von Antibiotika erforderlich.

Wegen der gravierenden Folgen einer Protheseninfektion ist für den Träger von Implantaten auch eine besondere Sorgfalt und Vorsicht geboten: So sollten Sie darauf achten, dass bei jeder Behandlung, die eine Bakterienaussaat im Körper hervorrufen könnte, eine vorbeugende Behandlung mit Antibiotika durchgeführt wird. Hierzu gehören Zahnbehandlungen, Operation an der Prostata oder am Enddarm, aber auch gynäkologische Operationen.

Thrombose

Nach einer Knieprothesenoperation besteht ein erhöhtes Risiko für die Bildung von Blutgerinnseln in den Beinvenen. Diese können zu einer Thrombose führen, die potenziell über eine Lungenembolie lebensbedrohlich sein kann. Um dieses Risiko zu minimieren, erhalten Sie nach der Operation blutverdünnende Medikamente. Außerdem ist es wichtig, dass Sie so bald wie möglich mit Bewegungen und möglichst auch mit einer Belastung des Beines beginnen.

Steifheit und Bewegungseinschränkung

Intraoperativ wird durch verschiedene Maßnahmen dafür gesorgt, dass das Kniegelenk nach Einsatz der Prothese einen vollen Bewegungsumfang hat. Dennoch kommt es nach der Operation zunächst schmerzbedingt zu einer Bewegungseinschränkung. In aller Regel wird aber nach spätestens zwei Wochen die volle Streckung und eine Beugung bis zumindest 90° (s. S. 31) erreicht. Auch hierzu ist eine sofortige und rasche Bewegung des Gelenkes unmittelbar nach der Operation wichtig. In einigen Fällen kann es zu einer länger anhaltenden Steifheit und Bewegungseinschränkung kommen. Dies kann durch physiotherapeutische Übungen (s. S. 45) und regelmäßige Bewegung verbessert werden. Falls dies innerhalb von 6–12 Monaten nicht gelingt, sollte nach Ausschluss eines Infektes eine Nachoperation erwogen werden.

Nervenschäden

Während der Operation besteht das Risiko von Nervenschäden, die zu Taubheit, Kribbeln oder Muskelschwäche im betroffenen Bein führen können. In den meisten Fällen sind diese Schäden vorübergehend, können aber in seltenen Fällen dauerhaft sein.

Blutungen und Hämatome

Nach der Operation kann es zu Blutungen und Hämatomen im operierten Bereich kommen. In den meisten Fällen sind diese harmlos und verschwinden von selbst, können aber in seltenen Fällen zu Komplikationen führen, wie z. B. einer Infektion oder einer Verzögerung der Wundheilung.

Lockerung der Prothese

Auch die Prothesenlockerung ist eigentlich eine Komplikation, insbesondere wenn sie zu einem ungewöhnlich frühen Zeitpunkt, z. B. während der ersten zehn Jahre, auftritt. Ursachen hierfür können neben einer fehlerhaften Implantation eine übermäßige Beanspruchung (Übergewicht), eine verminderte Knochenqualität oder auch eine schleichende Infektion sein. Die Prothesenlockerung verursacht Schmerzen; eine Nachoperation mit Austausch von Prothesenteilen oder der gesamten Prothese ist dann unumgänglich.

Standzeiten: Wie lange hält die Prothese?

Immer wieder stellen Patientinnen die Frage, wie lange denn ihre Prothese voraussichtlich halten wird. Dies lässt sich für das einzelne Individuum natürlich nie voraussagen. Die Standzeit einer Knieprothese ist von individuellen Faktoren abhängig, wie der jeweiligen Beanspruchung, der Knochenqualität, dem Körpergewicht und auch der Operationstechnik. Es konnte auch gezeigt werden, dass Ergebnisse und Standzeiten von Knieprothesen besser sind, wenn eine Klinik eine gewisse Mindestanzahl dieser Operationen ausführt. Aufgrund dessen wurde in Deutschland gesetzlich festgelegt, dass eine Klinik, die Knieprothesen einsetzt, mindestens 50 Implantationen pro Jahr vornehmen muss.

Wenn man das Schicksal aller implantierten Knieprothesen lückenlos nachverfolgen würde, könnte man sicherlich wertvolle Aussagen über Standzeiten der einzelnen Verfahren, Prothesenmodelle und auch Operationszentren gewinnen. Dies ist die Aufgabe sogenannter Prothesenregister, die es in vielen Ländern Europas und der gesamten Welt bereits seit Jahren gibt. In Deutschland ist bislang die Einführung eines solchen umfassenden Registers an politischen und überbordenden Datenschutzhürden gescheitert. Leider müssen wir uns deshalb auf Daten aus anderen Ländern verlassen. Ein besonders aussagekräftiges, da bereits lange bestehendes Prothesenregister existiert in Schweden. Hier zeigt sich, dass die Haltbarkeit von Knieprothesen von Jahrzehnt zu Jahrzehnt zunimmt – aufgrund verbesserter Techniken, Kenntnisse und Materialien. So meldet die jüngste Ausgabe dieses Registers, dass bei Knie-Vollprothesen, die wegen Arthrose eingesetzt wurden, aus den Jahren 1986–1995 noch 89 % nach 20 Jahren implantiert waren, für den Zeitraum von 1996–2005 waren sogar noch 93 % nach 20 Jahren einsitzend. Man kann also tatsächlich sagen, dass die heute implantierten Prothesen für die größte Anzahl von Patientinnen 20 Jahre und länger halten werden.

Prothesenwechsel

Hat sich eine Prothese gelockert, so muss sie ausgetauscht werden. In aller Regel ist dies ein- bis zweimal problemlos möglich. Auch mehrfache Prothesenwechsel (zum Beispiel wegen Infekten) werden gelegentlich und erfolgreich durchgeführt. Prinzipiell gilt aber, dass bei einem Prothesenwechsel immer etwas mehr Knochen entfernt werden muss bzw. die Verankerung in immer weiteren Arealen des Knochens erfolgen muss. Auch aus diesem Grund ist es wichtig, bei der Erstimplantation möglichst knochensparende Techniken wie den Oberflächenersatz (S. 25) anzuwenden.

Ein weiterer Grund für den Austausch einer Prothese ist die Infektion: Falls diese durch eine reine Säuberung des Gelenkes nicht beherrscht werden kann, muss die Prothese entfernt werden. Je nach Schwere der Infektion und Art der Keimbesiedlung kann dann entweder unter antibiotischer Abschirmung sofort eine neue Prothese eingesetzt werden, oder es muss ein sogenannter zweitzeitiger Prothesenwechsel erfolgen. Hierbei wird zunächst die infizierte Prothese entnommen und ein antibiotikumhaltiger Platzhalter eingesetzt. Nach einem Zeitraum von einigen Wochen wird dieser dann durch eine neue Prothese ersetzt.

In einem (auf freiwilliger Basis) durch die Fachgesellschaften eingeführten System werden sogenannte Endoprothetik-Zentren der Maximalversorgung ausgewiesen. Diese müssen pro Jahr mindestens 50 Wechseloperationen (Hüfte und Kniegelenk) nachweisen und sind somit für derartige Prothesenwechsel besonders qualifiziert.

Knie-OP: Vorbereitung und Ablauf

Auf den folgenden Seiten erfahren Sie, wie der Einsatz einer Knieprothese in der Klinik konkret abläuft: von vorbereitenden Gesprächen mit den Ärzten bis zum Operationstag selbst.

Vorbereitende Gespräche und Untersuchungen

Dem Entschluss zum Einsatz eines künstlichen Kniegelenkes muss stets ein ausführliches Gespräch mit dem Operateur vorausgehen. In diesem Gespräch sollten die wesentlichen Punkte und eventuelle Schwierigkeiten oder Komplikationen der geplanten Operation erörtert werden, genauso wie möglicherweise noch bestehende nicht operative Behandlungsalternativen. Es ist äußerst wichtig, dass Sie in diesem Gespräch Ihrem Arzt bzw. Ihrer Ärztin alle wichtigen Daten nennen. Dies sind insbesondere alle Medikamente, die Sie einnehmen (Medikationsplan), eventuelle Allergien sowie bisherige schwere Erkrankungen wie zum Beispiel stattgehabte Thrombosen, Lungenembolien, Herz- und Kreislauferkrankungen. In aller Regel findet zum gleichen Zeitpunkt auch nochmals eine Untersuchung des erkrankten Gelenkes sowie die Anfertigung oder Komplettierung erforderlicher Röntgenaufnahmen statt.

Wenn Ihr behandelnder Chirurg oder Orthopäde gleichzeitig auch der Operateur ist, wird dieses Gespräch wahrscheinlich in seiner Praxis stattfinden. Wenn Ihr behandelnder Arzt die Operation nicht selbst durchführt, sondern Sie an ein Zentrum überweist, in dem die dort angestellten Ärztinnen die Operation durchführen, so halten diese Zentren in der Regel sogenannte Indikationssprechstunden ab. Hier werden Sie dann nochmals untersucht und das oben genannte Vorbereitungsgespräch geführt, außerdem wird das geplante Verfahren und das Prothesenmodell festgelegt sowie der Operationstermin.

Medikamentenanpassung

Bei Terminvereinbarung zur Operation erhalten Sie weitere Informationen, zum Beispiel über die eventuelle Änderung Ihrer Medikation: Wenn Sie gerinnungshemmende (»blutverdünnende«) Medikamente einnehmen, müssen diese möglicherweise vor der Operation pausiert werden. In bestimmten Fällen muss die gerinnungshemmende Medikation durch Heparininjektionen oder sogar Infusionen ersetzt werden. Bestimmte Diabetesmedikamente dürfen am Tag vor der Operation nicht mehr eingenommen werden.

Es ist daher wichtig, dass Sie im Rahmen des Vorbereitungsgespräches Ihrem Operateur alle bestehenden Erkrankungen und sämtliche Medikamente, die Sie einnehmen, nennen.

Anschlussreha planen

Außerdem werden bei Fixierung des Operationstermins bereits erste Schritte zur Planung der Anschlussrehabilitation unternommen. Eine solche Reha-Maßnahme ist nach dem unmittelbaren stationären Aufenthalt sinnvoll und sollte daher bereits im Vorfeld geplant werden. Hierzu muss zunächst der Kostenträger ermittelt werden, sodann entschieden werden, ob die Rehabilitationsmaßnahme ambulant oder stationär erfolgen soll, und schließlich muss eine entsprechende Klinik oder Einrichtung festgelegt werden. Meist unterhalten größere Zentren einen eigenen Sozialdienst, der bereits im Vorfeld entsprechende Planungen unterstützen oder sogar in die Wege leiten kann.

Was Sie in die Klinik mitnehmen sollten

Rückt der Termin der Operation näher, heißt es Koffer packen. Bestimmt haben Sie sich schon selbst Gedanken darüber gemacht, was Sie ins Krankenhaus mitnehmen sollten. Neben erforderlichen Dokumenten wie Personalausweis und Versicherungskarte sollten Sie an geeignete Kleidung, das heißt festes Schuhwerk für die Übungen nach der Operation und entsprechende Sportbekleidung denken. Vorteilhaft sind beispielsweise Hosen, die sich über einen Reißverschluss am Bein öffnen lassen, sodass das Knie zum Verbandwechsel leicht zugänglich ist. Denken Sie auch an persönliche Hilfsmittel wie Brille, Kontaktlinsen oder Hörgerät mit entsprechenden Batteriereserven. Unbedingt zu Hause lassen müssen Sie größere Geldbeträge sowie wertvolle Uhren und teuren Schmuck, da hier bei Diebstählen keine Haftung besteht. Klären Sie vor Ihrem stationären Aufenthalt, wer Ihren Briefkasten leert, die Mülltonnen herausstellt und die Blumen gießt.

Aufnahmetag

In manchen Kliniken erfolgt die stationäre Aufnahme einen Tag vor der Operation. Dann können Sie bequem Ihr Zimmer beziehen und sämtliche Formalitäten erledigen. Aufklärungen oder abschließende Untersuchungen werden dann an diesem prästationären Tag durchgeführt. In anderen Kliniken erfolgt die Aufnahme erst am Tag der Operation. Dann wird man am Tag vor der Operation ambulant die entsprechenden Formalitäten erledigen und Untersuchungen durchführen.

Der Operationstag

Am Tag der Operation wird das zu operierende Kniegelenk enthaart und Sie erhalten eine spezielle Bekleidung für den Transport in den Operationssaal. Etwa 1 Stunde vor Beginn der Operation erhalten Sie ein Medikament in Tablettenform, das Sie etwas dämpft. Je nach Organisation der Klinik warten Sie auf den Transport in den OP in Ihrem Zimmer oder in einem Vorbereitungsraum. Bitte denken Sie daran, keine Wertsachen oder wichtigen Dokumente unverschlossen im Zimmer zurückzulassen. In der Regel gibt es hierfür abschließbare Wertfächer; den Schlüssel sollten begleitende Angehörige oder im Notfall das Pflegepersonal im Vieraugenprinzip verwahren.

Narkose

Am Eingang zum Operationsbereich nimmt Sie das dortige Personal in Empfang. Sie werden nochmals nach Ihrem Namen und nach der zu operierenden Seite gefragt und dann in den Operationsbereich eingeschleust. Hierzu wechseln Sie von Ihrem Bett auf den vorbereiteten Operationstisch. Sie werden sodann in einen Vorbereitungsraum gefahren. Dort empfängt Sie der Narkosearzt, spricht die letzten Punkte der Narkose mit Ihnen durch und legt einen venösen Zugang. Falls Sie mit dem Narkosearzt die Anlage von Schmerzkathetern vereinbart haben, werden diese nun angebracht. Schließlich beginnt der Narkosearzt die Narkose, indem er Ihnen ein Medikament über die Vene verabreicht. Sobald die Wirkung eingetreten ist, wird ein Beatmungsschlauch in Ihre Luftröhre eingeführt und Sie werden an das Beatmungsgerät angeschlossen. Nun wird die Tiefe der Narkose über die Dosierung der Betäubungsmittel, die teilweise über den Beatmungsschlauch und teilweise über die Vene zugeführt werden, einjustiert. Während der Operation überwacht das Narkoseteam kontinuierlich Ihre wichtigsten Parameter wie Puls, Atemfrequenz, Blutdruck Temperatur und bei Bedarf auch weitere Blutwerte.

Das Narkoseteam fährt Sie dann in den Operationssaal. Hier werden Sie für die Operation gelagert, die zu operierende Stelle wird mehrfach desinfiziert (meist das gesamte Bein) und schließlich steril abgedeckt. Damit der Operateur erkennen kann, dass er auch wirklich alle Stellen Ihres Beines mit dem Desinfektionsmittel bearbeitet hat, ist dieses gefärbt. Daher finden Sie nach der Operation eine bräunliche Verfärbung des operierten Beines vor.

Ablauf der Knie-OP

Nach entsprechenden Vorbereitungen eröffnet der Operateur Ihr Kniegelenk und verschafft sich zunächst einen Überblick über das Ausmaß und die Lokalisation der bestehenden Schäden. Dann entfernt er die noch vorhandenen Menisci und in aller Regel das vordere Kreuzband. Je nach verwendetem System wird nun eine eventuell erforderliche Korrektur der Beinachse eingestellt und die erforderliche Prothesengröße bestimmt. Die Ergebnisse werden mit den präoperativ durchgeführten Planungen abgeglichen und gegebenenfalls korrigiert. Dann werden entsprechende Schablonen am Kniegelenk angebracht und so viel Knochen entfernt, wie für den Einbau des Kunstgelenkes unter Berücksichtigung der Achskorrektur erforderlich ist. Überschüssige Gewebe- und Knochenanteile werden entfernt.

Dann setzt der Operateur zunächst Probeimplantate der bestimmten Größe ein und überprüft Passform und Funktion mit den gewählten Implantaten. Bei positivem Ergebnis werden sodann die Originalimplantate geöffnet, der Knochen wird gründlich gereinigt und die Originale werden mit Knochenzement, einem Zweikomponentenkleber, am Knochen befestigt. Nach Aushärten des Zementes führt der Operateur nochmals eine Beweglichkeits- und Stabilitätsprüfung durch und bestimmt die Höhe des sogenannten Inlays, womit die Spannung der Bänder, die das Kniegelenk führen sollen, eingestellt wird.

Eine Versorgung der Kniescheibenrückseite mit einem Implantat muss nicht in jedem Fall durchgeführt werden. Meist ist es ausreichend, wenn die natürliche Kniescheibenrückseite gegen das Metall des Oberschenkelteils der Prothese läuft. In besonderen Fällen muss die Kniescheibe zusätzlich präpariert werden oder eben doch mit einem dünnen Kunststoffüberzug versehen werden. Oftmals kann erst während der Operation entschieden werden, welche Versorgungsform an der Kniescheibe die beste ist. Schließlich wird das Gelenk nochmals ausgespült, in manchen Fällen wird eine Drainage zum Abführen des Blutergusses eingelegt und das Kniegelenk verschlossen.

Es wird ein steriler, leichter Druckverband angelegt. Noch im Operationssaal wird durch eine Röntgendurchleuchtung die richtige Positionierung des neuen Kunstgelenkes überprüft. Wenn alles in Ordnung ist, beendet der Narkosearzt die Narkose und lässt Sie erwachen. Sie werden dann in einen sogenannten Aufwachraum gebracht. Hier wird Ihr Zustand noch für einige Stunden nach der Operation überwacht und Sie erhalten bei Bedarf zusätzliche Schmerzmedikation. Wenn Sie ausreichend wach sind und Ihr Kreislauf sich stabilisiert hat, werden Sie zurück zur normalen Station gebracht.

Die Operation ist vorbei, und Sie können schon am gleichen Tag mit Bewegungsübungen beginnen.

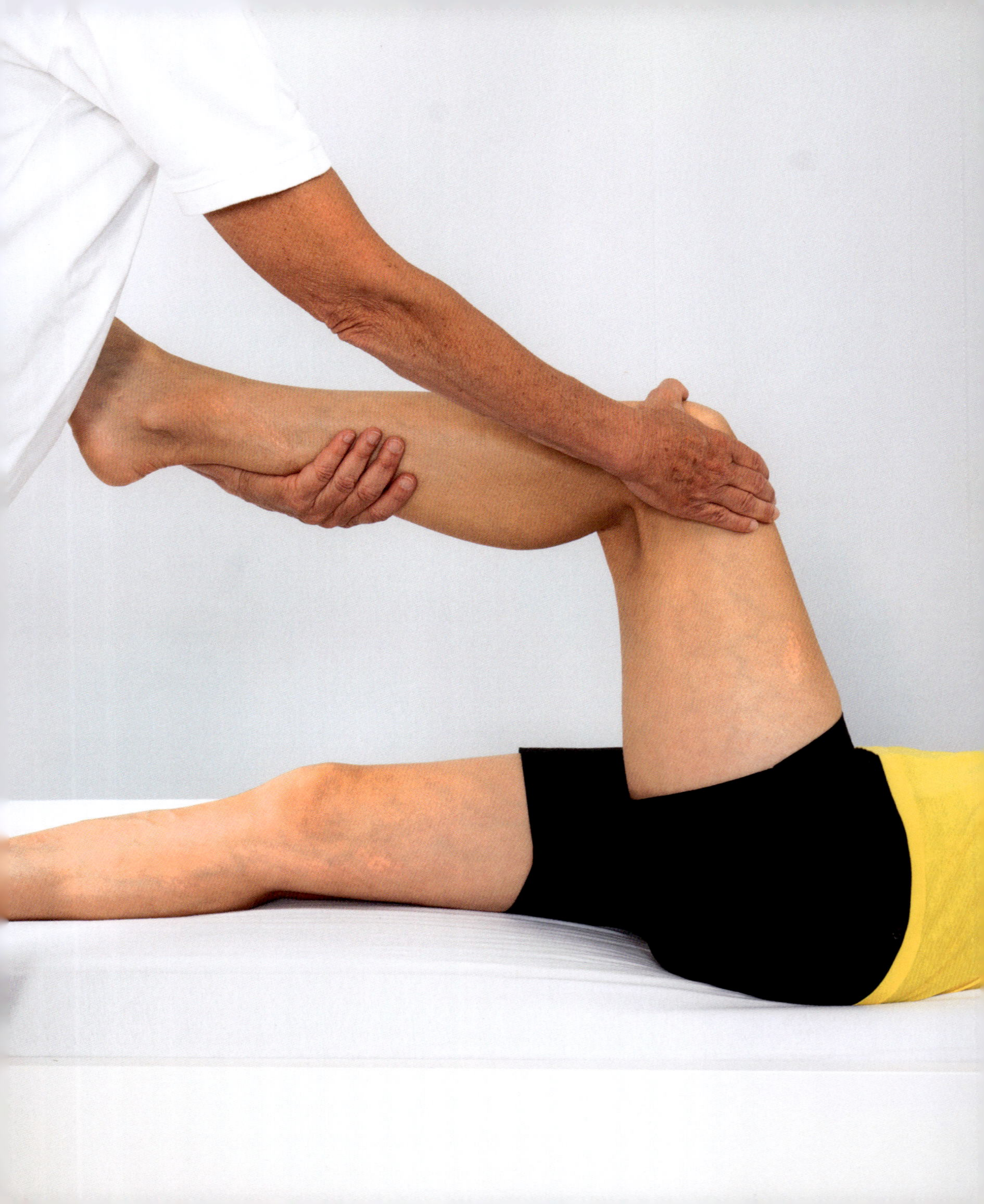

Reha nach der Knie-OP

Hier erfahren Sie alles, was in der Zeit direkt nach der OP wichtig ist, damit Schwellung und Schmerz rasch abklingen und Sie schnell wieder auf die Beine kommen.

Gut zu wissen: nach der OP

Die Heilung nach der OP verläuft in drei Phasen, in denen jeweils unterschiedliche Behandlungen und Bewegungstherapien sinnvoll sind. Die Belastungsreize sollten weder zu gering noch zu hoch sein.

Die Bewegung im Kniegelenk

Die Hauptbewegung des Kniegelenks ist das Beugen und Strecken. In der Medizin wird der Bewegungsumfang in Grad gemessen. Im aufrechten Stand wird die volle Streckung des Kniegelenks jedoch nicht mit 180° angegeben, sondern mit 0° definiert. Bei Beugung des Kniegelenks im rechten Winkel sind das dann 90°, eine größere Beugung wird mit größer als 100° bezeichnet.

In der Regel liegt die maximale Kniebeugung bei einem natürlichen Kniegelenk zwischen 130° und 145°. Die Beweglichkeit des Gelenks kann durch die Weichteile, z. B. eine stark ausgeprägte Wade, limitiert werden. Ist die Muskulatur an der Oberschenkelvorderseite verkürzt, schränkt dies ebenfalls die Beugung ein.

Eine Verkürzung der Muskulatur an der Rückseite des Beines verhindert die komplette Streckung des Kniegelenks. Der dadurch ausgeübte Zug im Bereich der Kniekehle löst zusätzlich Schmerzen aus. Auch andere Strukturen, wie Bänder, Sehnen, und die aus Bindegewebe bestehende Gelenkkapsel können die Beweglichkeit vermindern.

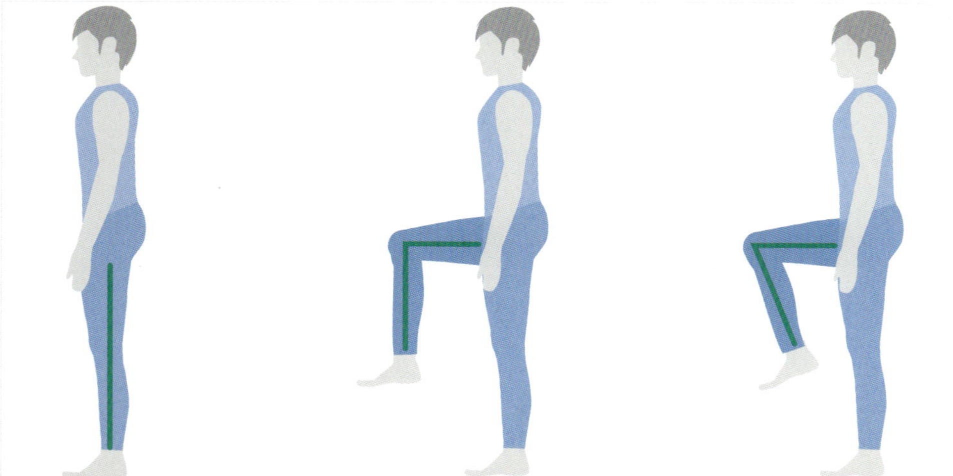

0° Kniebeugung
= Knie gestreckt

90° Kniebeugung

110° Kniebeugung

⮝ Die maximale Beugung bei einem natürlichen Kniegelenk liegt bei 130–145°. bei einem künstlichen Gelenk liegt sie meist bei 100–120°.

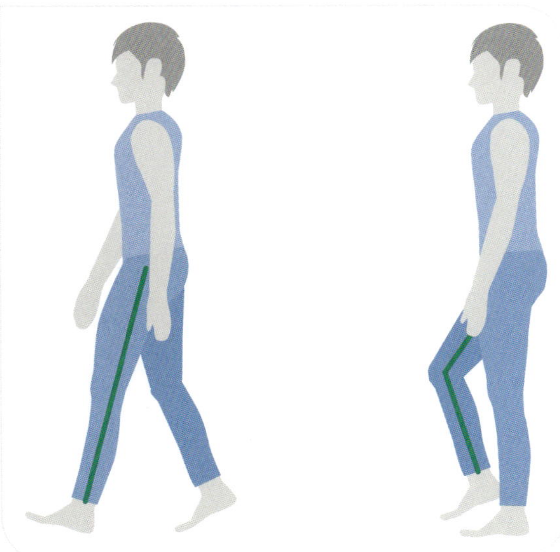

⮜ Beim Gehen ist nur eine geringe Kniebeugung, aber eine vollständige Kniestreckung erforderlich.

Gelenkwinkel bei Alltagstätigkeiten

Bewegung	**Kniebeugung**
Gehen	20–30°
Treppensteigen	80–90°
Sitzen auf einem Stuhl	80–110°
Aufstehen (Stuhl/Toilette)	110–120°
Radfahren	110°
Einsteigen ins Auto	90–100°
Bücken im Ausfallschritt	70–80°
In die Hocke gehen	› 120°

Mit einer Knieprothese wird in der Regel die volle Streckung erreicht, während die Beugung oft etwas geringer ist als bei einem natürlichen Gelenk, meist aber zwischen 100° und 120° liegt.

Wie viel Beweglichkeit wird beim Gehen benötigt? Beim Gehen ist schon eine Kniebeugung von 20–30° ausreichend, jedoch eine vollständige Kniestreckung beim Aufsetzen des Fußes notwendig. Kann das Knie nicht gestreckt werden, ist kein runder Gangablauf möglich. Auch beim Treppensteigen ist die Streckung des Kniegelenks erforderlich.

Heilungsphasen

Der Einsatz eines künstlichen Kniegelenks ist ein Eingriff, der nicht unterschätzt werden darf. Es kommt zur Reizung unterschiedlicher Strukturen, wie Muskulatur, Bindegewebe und Knochen. Bei der Operation wird zwar möglichst schonend vorgegangen, dennoch muss mit einem längeren Heilungsprozess gerechnet werden. Dieser gliedert sich in mehrere Phasen.

Entzündungsphase (0.–5.Tag): Direkt nach der Operation werden durch die Einblutung gewisse Zellen im betroffenen Gebiet aktiviert, die dann eine lokale Entzündung auslösen. Diese ist dadurch gekennzeichnet, dass das umliegende Gewebe sehr stark gereizt ist. Die erste Phase ist gekennzeichnet durch die klassischen Entzündungszeichen:

- Schmerz
- Schwellung
- Rötung, Bluterguss
- Erwärmung
- Bewegungseinschränkung

Durch Entlasten, Hochlagern, Kühlen sowie sanftes Bewegen im schmerzfreien Bereich wird dieser Reizzustand unter Kontrolle gebracht und ist nach wenigen

Tagen rückläufig. Schmerzmedikamente lindern in dieser Phase nicht nur den Schmerz, sondern wirken ebenfalls entzündungshemmend.

Phase des Zellwachstums (5.–21.Tag): Der akute Entzündungsprozess nimmt langsam ab. Dennoch ist meist im operierten Bereich noch eine Überwärmung zu spüren. Im Gewebe werden neue Zellen gebildet, die die Struktur des Bindegewebes verstärken, die jedoch zu Beginn noch wenig belastbar ist. Durch Belastungsreize entsteht neues Ersatzgewebe, das bei zu starker und hoher Belastung auch geschädigt werden kann. Dadurch tritt ein Rückschritt in der Heilungsphase auf und die Entzündung verstärkt sich wieder.

Wird das neue Gewebe jedoch zu wenig bewegt, kann es zu Verwachsungen und zur Abnahme seiner Elastizität kommen. Die Folge ist eine Bewegungseinschränkung des Gelenks. Deshalb ist es zu Beginn wichtig, möglichst im schmerzfreien Bereich passiv und aktiv zu bewegen. Das regt auch die Durchblutung im Bein an, damit das Gewebe gut mit Sauerstoff versorgt wird.

Diese Phase ist die schwierigste im Heilungsverlauf. Durch Behandlungen und Bewegungstherapie soll möglichst schnell der »Normalzustand« erreicht werden. Die Dosierung der Belastungsreize ist individuell verschieden. Sie darf weder zu gering sein noch zu hoch. Maßstab kann die Zu- oder Abnahme der Beweglichkeit im Gelenk sein, aber natürlich auch der Schmerz.

Umbauphase (21.–360.Tag): Im menschlichen Körper laufen ständig Abbau- und Aufbauprozesse ab. Das betrifft sowohl die Knochen als auch die Sehnen, die Muskeln, unsere Haut und viele andere Strukturen.

Mit Fortschreiten der Heilung wird das Gewebe im operierten Bereich langsam stabiler und die Belastung kann erhöht werden. Aktive Bewegungen, Übungen zur Kräftigung und vermehrte Alltagsbewegungen führen dazu, dass das Knie seine geforderte Belastbarkeit erreicht. Es kann jedoch nahezu ein Jahr dauern, bis die komplette Beweglichkeit und eine vergleichbare Kraft wie im gesunden Bein erreicht ist.

Vorgehensweise nach der OP

Wie wird das operierte Bein richtig gelagert? Wie steht man aus dem Bett auf, ohne das operierte Bein zu belasten? Was hilft gegen die Schwellung und auch den Schmerz? Was sind sinnvolle Reha-Maßnahmen?

Lagerung

Nach der Operation sollte das Knie in der Rückenlage möglichst gestreckt werden. Eine Unterlagerung im Bereich des Kniegelenks führt zwar zur Entspannung, hat aber eine Verkürzung der Sehnen, des Bindegewebes und des Kapsel-Band-Apparates zur Folge. Dadurch kann das Kniegelenk dann nicht mehr voll durchgestreckt werden. Bereits eine Unterlagerung von einigen Stunden, z. B. nachts, führt zu einer solchen Bewegungseinschränkung. Das Liegen auf der Seite ist ebenfalls erlaubt. Ein Druckschmerz an der Innenseite des Kniegelenks wird verhindert, indem ein Kissen, ein Handtuch oder eine Decke zwischen die Beine gelegt wird. Wenn die Füße und Unterschenkel geschwollen sind, ist eine leichte Erhöhung des Fußteils vorteilhaft.

Die ersten Bewegungen nach der Operation

Nach einer Operation ist es sehr wichtig, das Bett zu verlassen, sobald Sie dazu in der Lage sind. Dadurch wird der Kreislauf normalisiert, die Zirkulation im Körper und in den Extremitäten angeregt und das Risiko einer Thrombose verringert.

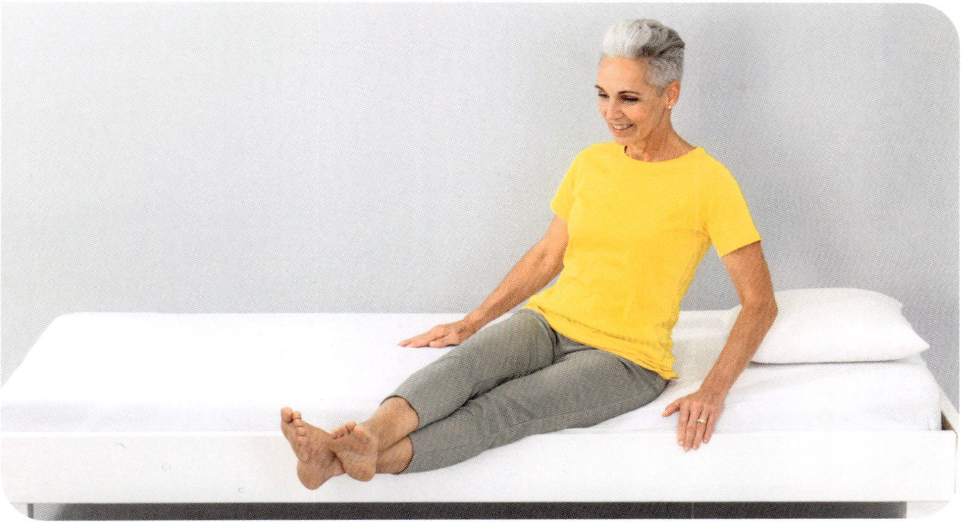

▲ Das operierte Bein mit dem anderen zu unterstützen, sollte nur in den ersten Tagen eine Lösung sein.

Selbstverständlich sollte das Aufstehen nur in Begleitung einer Pflegekraft oder eines Therapeuten geschehen. Da das Ein- und Aussteigen für das operierte Kniegelenk noch schmerzhaft ist, ist es möglich, das Bein mit dem anderen, nicht operierten Bein zu unterstützen.

In den ersten Tagen ist das aufgrund der Schmerzen akzeptabel, aber Sie sollten so schnell wie möglich versuchen, das Bein allein zu bewegen, damit die Muskulatur gefordert wird. Zum Übergang sind die Hände eine gute Hilfe, die das Bein am Oberschenkel unterstützen. Die Oberschenkel- und Hüftbeugemuskulatur ist häufig als Folge der Operation geschwächt, aber auch durch Schonhaltungen wegen der vielleicht schon jahrelang bestehenden Schmerzen im Kniegelenk. Bild 1 auf S. 47 zeigt die Unterstützung des Beines beim Hinlegen.

Kühlen des Kniegelenks

Unmittelbar nach der Operation ist es ratsam, das Knie zu kühlen, da es geschwollen und gereizt ist. Kälte verlangsamt auch die Weiterleitung der Schmerzreize an das Gehirn und ist somit schmerzlindernd.

Es gibt mehrere Möglichkeiten:

- Ein nasses Tuch wird auf das Knie gelegt, dabei entsteht eine Verdunstungskühle.
- Ein Gelkissen wird im Kühlschrank für einige Zeit gelagert und dann zur Kühlung genutzt. Zwischen Kissen und Haut sollte ein Tuch gelegt werden, um die Haut zu schützen.
- Nachdem ein Becher mit Wasser im Gefrierschrank zu Eis geworden ist, wird der Becher mit Hilfe von warmem Wasser entfernt, mit einem Handtuch der kleine Eisblock gefasst und dann das Knie abgerieben. Diese Behandlung dauert nur einige Minuten.

Zu beachten: Das Kühlen eines geschwollenen Unterschenkels oder Fußgelenks führt jedoch nicht zum Abschwellen, da die Kälte auch die Gefäße verengt und die Durchblutung drosselt.

Nach 1–2 Wochen ist das Kühlen nur noch erforderlich, wenn die Region am operierten Knie überwärmt ist und Sie wirklich das Gefühl haben, dass das Kühlen angenehm ist und Linderung bringt.

❶ Mit den Händen wird der Oberschenkel unterstützt, um ihn so ins Bett oder auf eine Liege heben zu können. Ziel ist es aber, das Bein ohne Hilfe ins Bett zu heben, um die Muskulatur anzuregen und zu kräftigen.

❷ In den ersten Tagen nach der Operation ist es oft nicht möglich, das Bein in der Rückenlage anzuheben. Das gelingt aber besser mit folgendem »Trick«: Im Sitzen wird der Oberschenkel mit beiden Händen umfasst, eventuell eine Hand in die Kniekehle gelegt. Durch Nachhintenrollen und Ablegen des Oberkörpers ziehen die Hände das Bein nach oben und es kommt beinahe automatisch hoch.

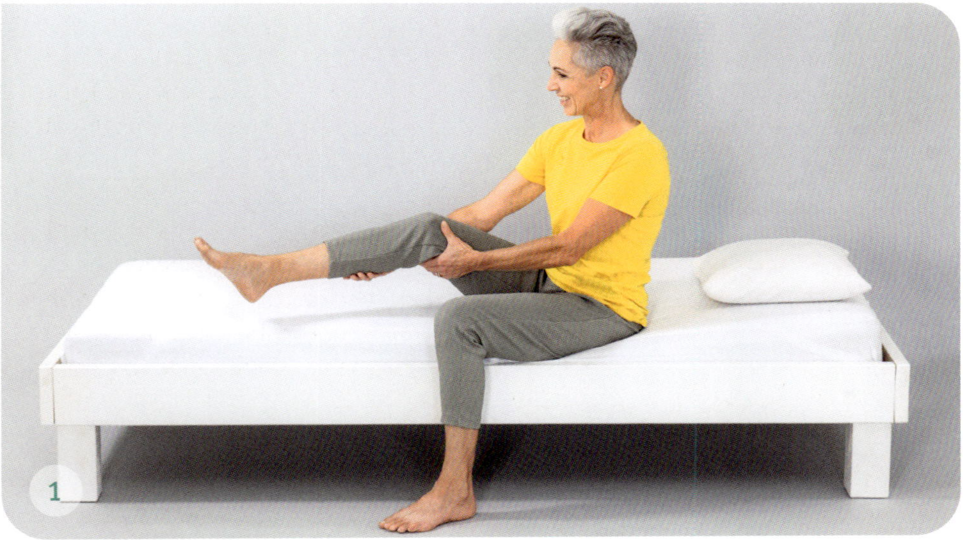

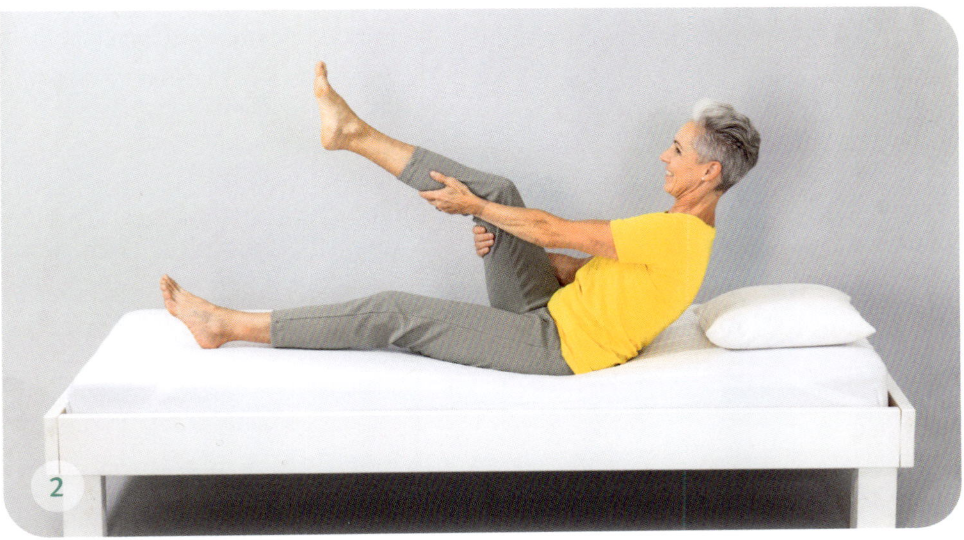

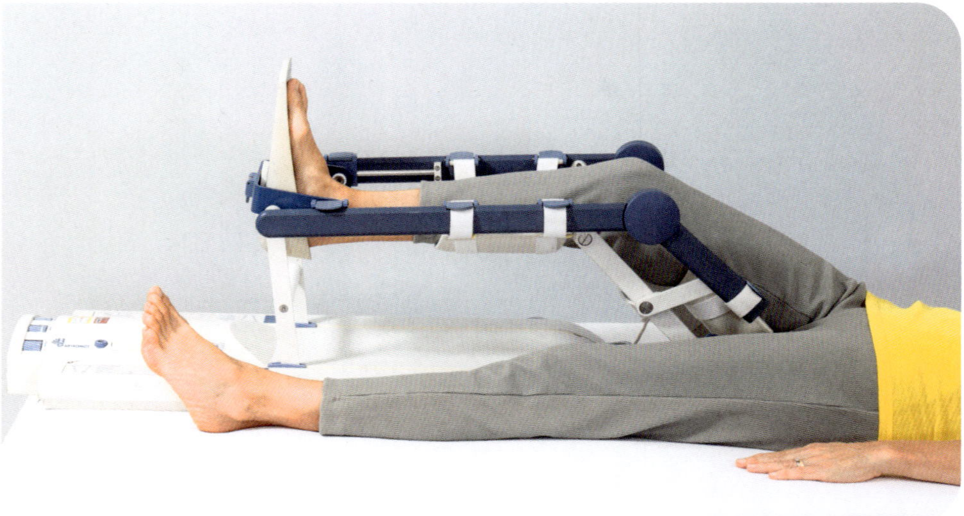

Eine Motorschiene dient der passiven Bewegung des operierten Beines, um das Kniegelenk zu mobilisieren.

Einsatz der Motorschiene

Nach der Operation ist der sofortige Einsatz der Motorschiene sehr gut, um das Kniegelenk zu mobilisieren. Dabei handelt es sich um eine passive Bewegung, die eingesetzt wird, wenn ein aktives Bewegen aufgrund der Schmerzen noch nicht möglich ist. Die Behandlung mit der Motorschiene kann dabei bis zu mehreren Stunden dauern.

Lassen die Schmerzen nach einigen Tagen oder Wochen deutlich nach und beträgt der Bewegungsumfang in der Beugung (Flexion) > 100°, dann ist eine passive Bewegung nicht mehr erforderlich.

Ein aktives Bewegen des Kniegelenks ist so früh wie möglich nach der Operation durchzuführen. Eine geeignete Übung ist das Rollen eines großen Gymnastikballs, auf dem der Unterschenkel gelagert wird. Dadurch muss das Bein nicht eigenständig gehalten werden, das Kniegelenk wird aber trotzdem aktiv bewegt. (Bild 2 auf S. 67.)

Auch das selbständige Heranziehen und Strecken des Beines auf der Unterlage ist eine aktive Übung, die bereits frühzeitig begonnen werden sollte. (Bild 1 auf S. 67, Übung Fersengleiten.)

Behandlungsmaßnahmen in der Rehaklinik

In der Rehaeinrichtung werden sowohl passive als auch aktive Übungen durchgeführt, wobei die aktiven Bewegungen Vorrang haben und täglich gesteigert werden.

Sollte das Bein, insbesondere im Bereich des Kniegelenks und Unterschenkels, noch stark geschwollen sein, ist die Lymphdrainage hilfreich. Dabei handelt es sich um eine sanfte Massage, um den Transport der Lymphflüssigkeit in den Lymphgefäßen anzuregen.

In der Krankengymnastik wird das Kniegelenk passiv bewegt und mit einer Massage der kniegelenksnahen Bereiche das Bindegewebe und die Muskulatur gelockert.

Bei den aktiven Anwendungen stehen Muskelaufbautraining, Gangschule, Gleichgewichtsübungen, Ausdauertraining und vieles mehr auf dem Programm, um die körperliche Leistungsfähigkeit zu erhöhen. Auch Wassergymnastik ist sehr hilfreich, um das Gelenk zu mobilisieren. Allerdings muss dafür die Wundheilung abgeschlossen sein.

Die Vielfalt der Übungen, sowohl in der Gruppe wie auch in der Einzelanwendung, haben das Ziel, sich nach der Operation zu erholen und Zutrauen zu dem neuen Gelenk zu entwickeln. Oftmals besteht eine Scheu davor, das neue Kniegelenk aktiv zu bewegen und es mit dem eigenen Körpergewicht zu belasten, da dies erneut große Schmerzen auslösen könnte.

Insbesondere durch die aktive Therapie erfahren Sie von Tag zu Tag eine Besserung und lernen, das künstliche Gelenk als Teil Ihres Körpers zu akzeptieren.

Tragen Sie immer feste Schuhe mit einer weichen, flexiblen Sohle. Ein bequemer Halb- oder Sportschuh bietet Halt im Sprunggelenk und ermöglicht einen sicheren Gang. Sandalen sind ungeeignet, denn dadurch kommt es beim Gehen vermehrt zu kleinen »Wackelbewegungen« im Kniegelenk. Diese können Schmerzen auslösen.

Bewegungsabläufe im Alltag

Damit Sie zurück im Alltag gut klarkommen und möglichst aktiv sein können, sind Gehstützen zumindest für eine Weile sehr sinnvoll. Wie man diese richtig einsetzt und auch das Treppensteigen sind hier Thema.

Gehen mit Gehstützen

Nach der Operation ist es sinnvoll, eine gewisse Zeit mit Unterarmgehstützen zu gehen. Dadurch werden das Gelenk und die Weichteile entlastet und können gut verheilen. Durch den Verschleiß traten vor der Operation starke Schmerzen auf. Das Vermeiden von körperlicher Aktivität führt zum Abbau der Muskulatur. Wird dann plötzlich die Belastung über das Maß hinaus gesteigert, kann dies erneut Schmerzen auslösen.

In den meisten Fällen darf das Knie direkt nach der Operation voll belastet werden. Trotzdem muss die körperliche Belastung langsam wieder gesteigert werden. Die Gehstützen dienen als Gleichgewichtshilfe und zur Entlastung des Bewegungsapparates. Wenn der Arzt Ihnen die Vollbelastung erlaubt, dürfen

❶ Wenn das Knie voll belastet werden darf, können Sie im Vierpunktgang gehen, also die Gehstützen abwechselnd mit der Gehbewegung nach vorn führen.

❷ Beim Vierpunktgang dienen die Gehstützen in erster Linie als Gleichgewichtshilfen und das operierte Bein wird normal belastet.

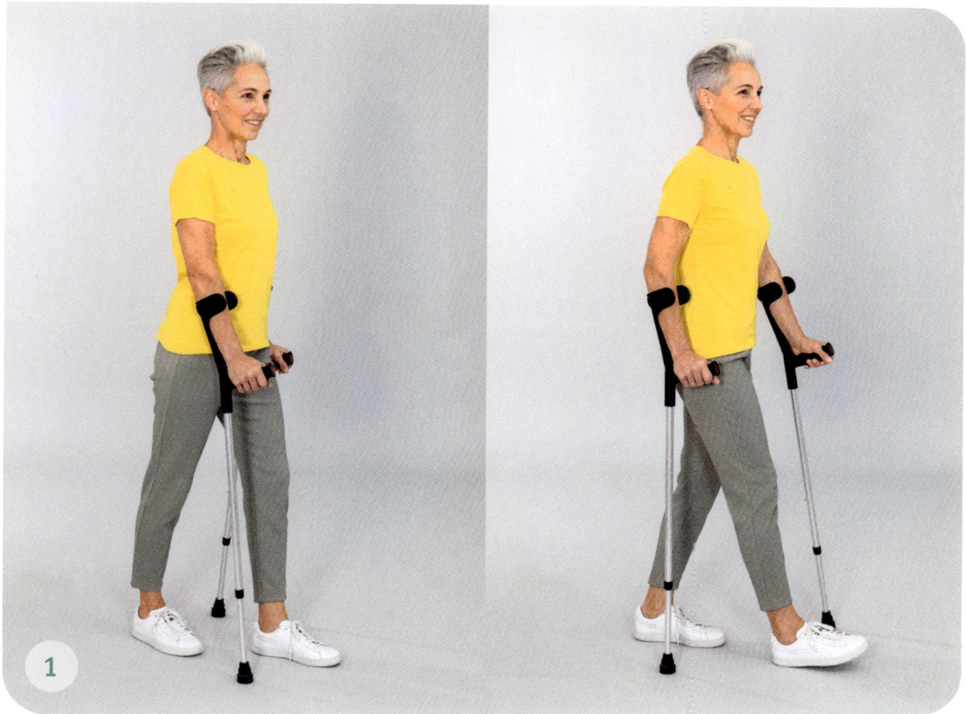
1

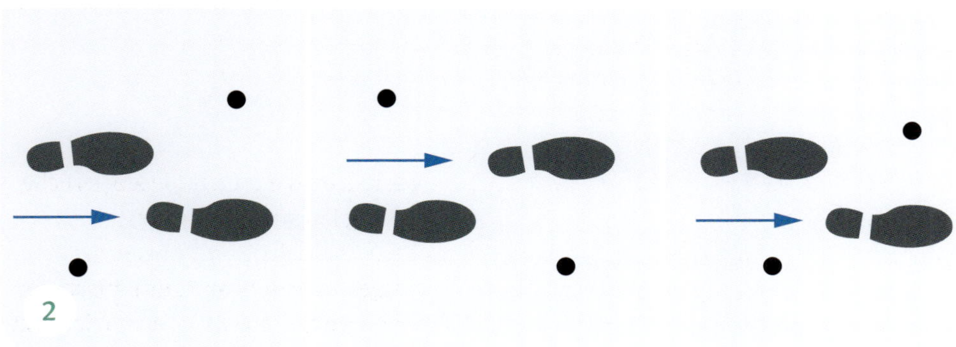
2

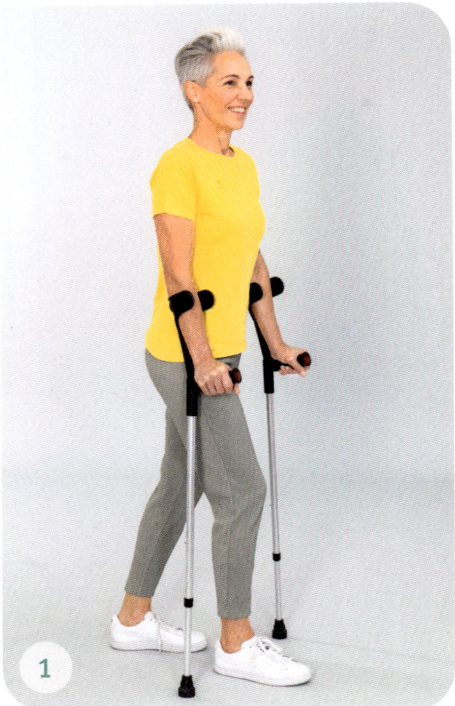

1

Sie im sogenannten »Vierpunktgang« oder »Kreuzgang« gehen. Bei einer Teilbelastung darf das Bein nicht voll belastet werden. Dann muss über die Gehstützen das Körpergewicht aufgefangen werden. Die Gehstützen werden gleichzeitig nach vorn aufgesetzt und das operierte Bein genau dazwischen, um es zu entlasten. Es handelt sich dann um den »Dreipunktegang«.

❶ Wenn das operierte Knie noch nicht voll belastet werden darf, müssen Sie Ihr Körpergewicht mit beiden Gehstützen gleichzeitig auffangen.

❷ Beim Dreipunktgang setzen Sie beide Gehstützen gleichzeitig links und rechts neben das operierte Bein, damit es nur gering belastet wird.

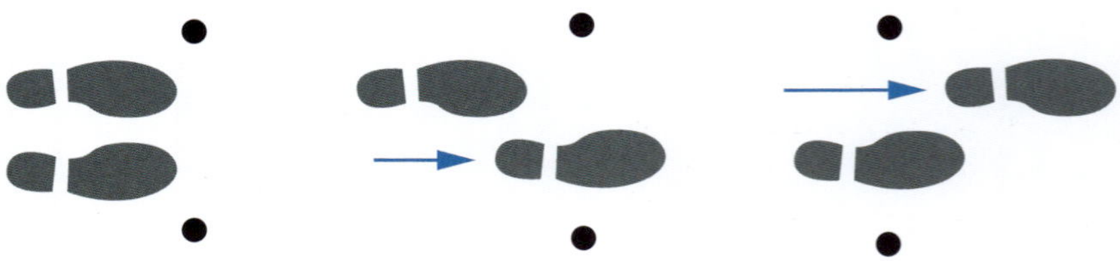

2

Gehen mit nur einer Gehstütze ist nicht zu empfehlen

Denn dabei kommt es zu Fehlbelastungen und einer Fehlhaltung. Die einseitige Unterstützung führt meist zu einer Krümmung der Wirbelsäule mit der Folge von Rückenschmerzen und Muskelverspannungen. Auch wenn Sie das Gefühl haben, keine zwei Gehstützen mehr zu benötigen, sollten Sie so lange mit zwei Gehstützen gehen, bis Sie gar keine Gehstützen mehr benötigen.

In der Wohnung sind einige Schritte mit nur einer Gehstütze erlaubt, um die andere Hand zum Tragen von Gegenständen nutzen zu können.

Gehen mit einem Rollator

Bei großer Unsicherheit und Gleichgewichtsstörungen ist es ratsam, mit einem Rollator zu gehen. Der große Vorteil ist, dass dadurch die Sturzgefahr deutlich verringert wird. Außerdem hat der Rollator eine kleine Sitzfläche, die zum Ausruhen und zum Transportieren von Gegenständen genutzt werden kann. Wichtig ist die Höhe der Griffe. Diese sollten bei herabhängendem Arm etwa in Handgelenkshöhe sein. Der Rollator ist kein »Einkaufswagen«, den man vor sich herschiebt. Sind die Griffe zu hoch, führt dies oftmals wegen der erhöhten Belastung im Bereich der Schultern zu Schmerzen und Verspannungen.

Treppen steigen

Die Treppe zu überwinden, ist eine wichtige Aktivität, die möglichst frühzeitig nach der Operation geübt werden sollte, da es nicht überall einen Aufzug gibt.

Zunächst ist es zu empfehlen, die Treppe nicht abwechselnd hinaufzugehen, da die Kraft im operierten Bein noch nicht ausreichend ist. Deshalb wird das gesunde Bein auf die Stufe aufgesetzt und das operierte Bein nachgezogen. Beim Hinuntergehen umgekehrt: Hier wird erst das operierte Bein auf die untere Stufe gesetzt und das gesunde dann dazu.

Einfacher Merksatz: Bergauf mit dem guten Bein, bergab mit dem schlechten.

Für Ihre Sicherheit halten Sie sich stets am Geländer fest! Dennoch sollten Sie auch beim Treppensteigen die Gehstützen einsetzen, das erleichtert sowohl das Hoch- als auch das Heruntergehen.

Beim Festhalten am Geländer wird die freigewordene Gehstütze auf der anderen Seite mitgeführt.

Nach wenigen Wochen werden Sie zunächst in der Lage sein, die Treppe abwechselnd hinaufzugehen. Das Hinuntergehen fällt meist etwas schwerer, da hier das Körpergewicht aufgefangen werden muss. Achten Sie jedoch darauf, dass Sie beim Abwärtsgehen nicht auf die nächsttiefere Stufe »fallen«. Dadurch wird das neue Gelenk stark belastet. Gehen Sie die Treppe gleichmäßig hinunter und fangen Sie das Körpergewicht durch Anspannen des anderen Beins weich ab.

Aufheben von Gegenständen

Einen kleinen Gegenstand, der zu Boden gefallen ist, aufzuheben, wie Schlüssel, Kugelschreiber oder Ähnliches, ist nach einer Operation zunächst beschwerlich, aber mit der richtigen Technik zu schaffen.

Um sich nach vorn zu bücken, gehen Sie in die große Schrittstellung und setzen das operierte Bein nach hinten. Das vordere Bein beugen Sie und stützen sich mit der Hand auf dem Oberschenkel oder auf einem Gegenstand wie Stuhl, Tisch, Gehstütze oder Rollator ab. Dadurch wird sowohl der Rücken als auch das Kniegelenk entlastet.

Hinknien ist nicht verboten!

Etwa 3–4 Monate nach der Operation, wenn keine Schmerzen mehr vorhanden sind, ist es auch wieder möglich, sich auf das operierte Knie zu knien. Allerdings sollte die Zeit möglichst kurz sein. Empfehlenswert ist auch, ein weiches Kissen oder eine Unterlage, wie Teppich, »Kniekissen« oder Ähnliches, zu verwenden. Handwerkliche Tätigkeiten über mehrere Stunden, wie Fliesen oder Bodenbeläge verlegen, sind zu vermeiden.

Um etwas vom Boden aufzuheben, beugen Sie nur das »gesunde« Bein und strecken das operierte nach hinten weg.

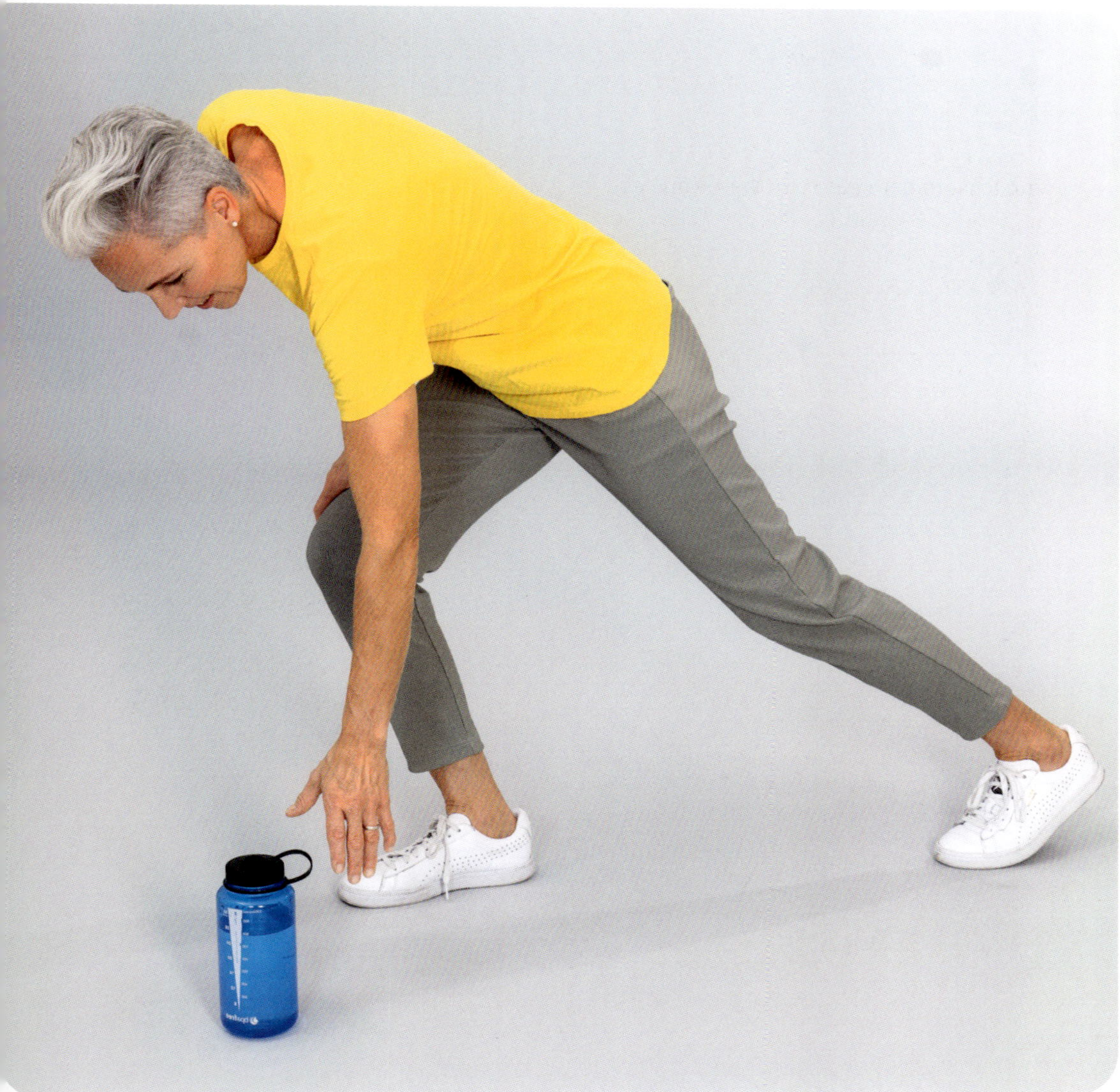

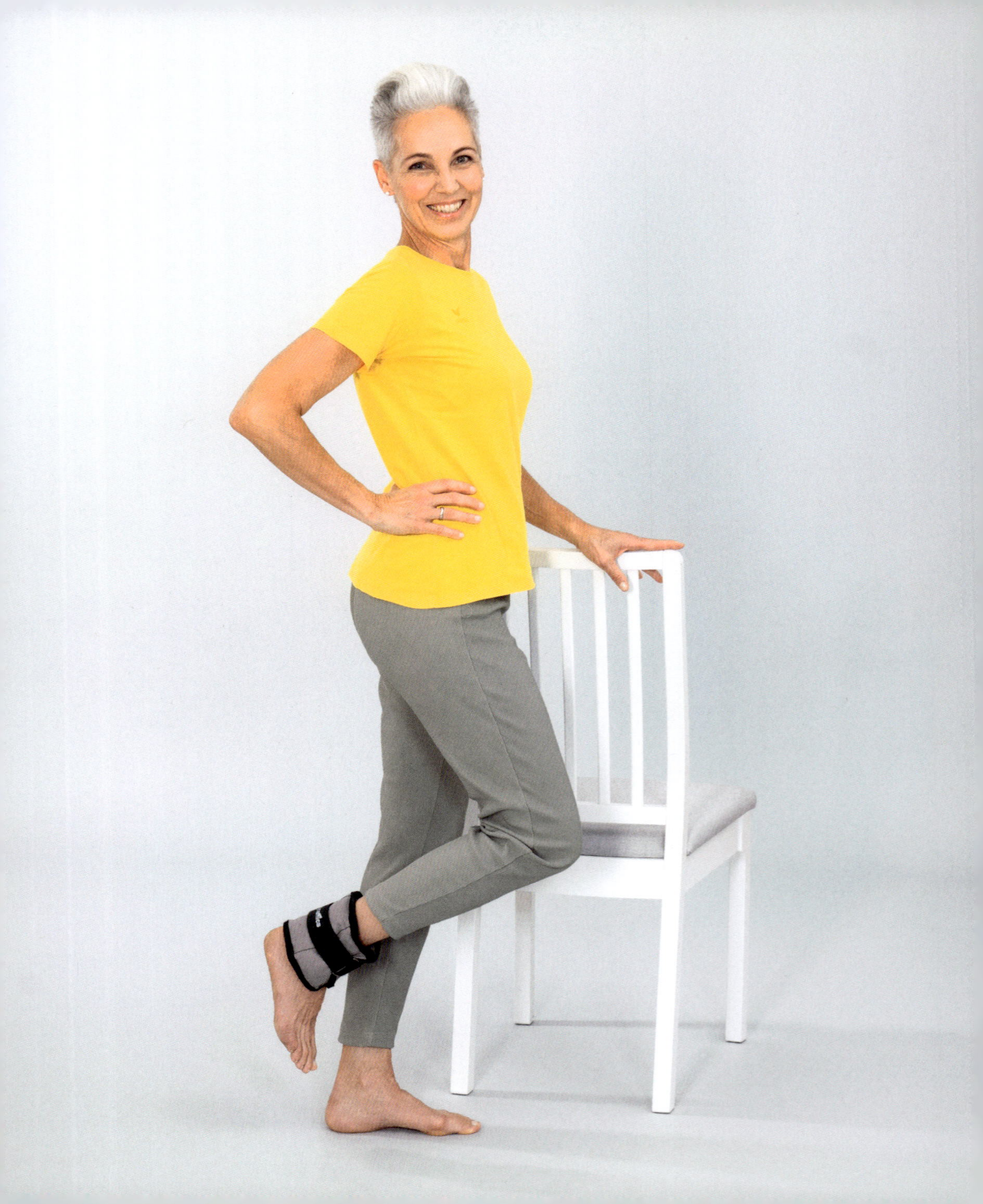

Training nach der Knie-OP

Nun lernen Sie verschiedene Übungen kennen, die die Beweglichkeit des operierten Kniegelenks, die Beinkraft sowie das Gleichgewicht und die Koordination trainieren.

Praktische Übungen für das Kniegelenk

Wie im Leistungssport ist das Training in der Phase der Rehabilitation eine Gratwanderung. Viel Training ist nicht immer gleichzusetzen mit Verbesserung, denn: »Manchmal ist weniger mehr.«

Trainingsprinzipien

Jedes Training, wie gymnastische Übungen, Krankengymnastik, Dehnübungen, Kraft- oder Beweglichkeitstraining, bedeutet eine Belastung für den Körper. Dieser Reiz wirkt auf alle Strukturen, wie Muskulatur, Sehnen, Bänder, Bindegewebe und Nerven. Nach einer Ermüdungsphase erholt sich der Körper nach einiger Zeit wieder. Diese Zeit ist bei jedem Menschen anders und hängt oft vom Trainingszustand ab. Das Training führt zur Verbesserung: Die Kraft nimmt zu, die Beweglichkeit wird besser und steigt über das Ausgangsniveau an. Dann ist der optimale Zeitpunkt, um wieder einen Reiz zu setzen, um erneut eine Verbesserung zu erzielen (siehe dunkler Pfeil in der Abbildung, S. 59). Erfolgt das Training zu früh, wenn die Erholung noch nicht abgeschlossen ist, kann das sogar zu einer Verschlechterung führen (heller Pfeil). Also ist es wichtig, auch Pausen einzulegen, damit der Körper den Trainingsreiz umsetzen kann.

Nach einem Krafttraining ist es angebracht, 1–2 Tage eine Pause einzulegen. Auch ein Ausdauertraining, wie Radfahren, Ergometertraining, Walking, Schwimmen, muss nicht täglich absol-

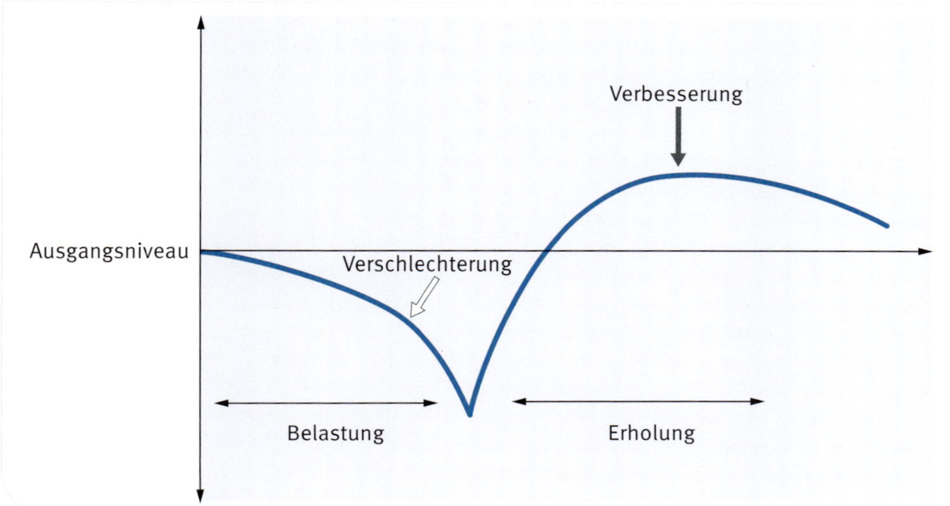

Belastung und Erholung müssen sich an Ihrem Trainingszustand orientieren.

viert werden, um Verbesserungen zu erzielen. Allerdings hängt dies auch von der Intensität ab, ein entspanntes Radfahren in der Ebene ist nicht zu vergleichen mit einem sportlichen Fahren bergauf. Je intensiver die Belastung ausfällt, umso länger dauert die Erholung.

Dagegen sollten Übungen zur Verbesserung der Beweglichkeit, wie Dehnübungen oder Dehnlagerungen, täglich durchgeführt werden, es sei denn, es treten dabei starke Schmerzen auf. Ein leichtes Ziehen in der Muskulatur ist erwünscht und nicht beunruhigend.

Bei einem gesundheitsorientierten Krafttraining ist es nicht notwendig, immer bis zur muskulären Erschöpfung mit maximaler Wiederholungszahl zu trainieren. Das Training ist bereits effektiv, wenn nicht bis zur Ausbelastung trainiert wird.

Es ist nicht immer erforderlich, zusätzliche Gewichte einzusetzen. Bereits das Training unter Einsatz des eigenen Körpergewichts bringt Erfolg. Einfache Kniebeugen beispielsweise kräftigen sehr gut die Oberschenkelmuskulatur,

Zehenstände verbessern die Kraft der Wadenmuskulatur. Bereits eine geringe Anzahl von Kräftigungsübungen ist schon ausreichend.

Bei einem Heimprogramm ist es empfehlenswert, die Übungen in jeder Trainingseinheit zu wechseln, damit keine Eintönigkeit entsteht.

Muskelkater und Überlastung der Muskulatur

Sportliches Training nach längerer Pause und ungewohnte Bewegungen können zu Muskelkater führen. Dieser äußert sich durch Schmerzen in der Muskulatur, die meist erst am folgenden Tag nach einer intensiveren Belastung auftreten. Sie entstehen durch kleinste, sehr feine Risse der Muskelfasern, wobei eine Entzündungsreaktion ausgelöst wird. Die Risse heilen nach wenigen Tagen vollständig ab. Der Reparaturmechanismus sorgt dafür, dass die Fasern dadurch sogar stärker werden und erneute Belastungen besser verkraften.

Auch in der Rehabilitation haben Patientinnen und Patienten durch die täglichen Anwendungen (Physiotherapie, Krafttraining, Gehtraining, Bewegungsbad) oftmals Beschwerden in der Muskulatur, weil die Erholung nach der Operation noch nicht ausreichend ist. Die Muskeln sind dann verspannt oder verhärtet, da die alltägliche Belastung bereits zu hoch ist. Dadurch können auch nachts Muskelkrämpfe und vermehrte Schmerzen auftreten, die oftmals zu Schlafstörungen führen. Schmerzmittel, lockernde Massagen und das Gehen mit Gehstützen verschaffen Abhilfe. Das Bestreben, Schmerzmittel zu reduzieren oder die Gehstützen möglichst früh wegzulassen, ist nicht unbedingt förderlich für die Heilung.

Wie oft und intensiv Sie trainieren sollten

Training	Übungsbeispiele	Häufigkeit	Intensität
Kraft	• Übungen an Kraftgeräten • Übungen mit Kleingeräten, wie Hanteln, Gymnastikband • Übungen mit eigenem Körpergewicht	2–3 ×/Woche	3 Serien à 15–20 Wiederholungen leichtes bis mittleres Gewicht
Ausdauer	• Wandern • Walking • Radfahren • Schwimmen • Gehen auf einem Laufband • Stepptraining • Skilanglauf	3–4 ×/Woche 30–40 Minuten	ohne Atemnot »laufen ohne zu schnaufen« mäßig anstrengend Unterhaltung mit Partner ist möglich
Beweglichkeit	• Dehnübungen oder Dehnlagerungen	täglich bis zu 30 Minuten	Dehnreiz soll spürbar sein
Koordination	• Gleichgewichtsübungen, wie Einbeinstand, Stehen oder Gehen auf einem weichen Untergrund • Bewegen nach einem Rhythmus, z. B. Musik • Kombinieren von Arm- und Beinbewegungen	3–5 ×/Woche 10–55 Minuten	geringe Intensität Übung beenden bei nachlassender Konzentration

Übung zur Entlastung des nicht operierten Kniegelenks

Bevor es mit den Übungen losgeht, die nach der OP geeignet sind, wollen wir Ihnen hier noch eine Möglichkeit zeigen, wie Sie Schmerzen bei einem Verschleiß des Kniegelenks lindern können: durch Entlastung des Kniegelenks.

Bei einer Arthrose im Kniegelenk und degenerativen Veränderungen der Knorpelschicht treten insbesondere nach Belastung des Kniegelenks nach längerem Stehen oder Gehen vermehrt Schmerzen auf.

Auch nach der Operation schmerzt gelegentlich das andere, nicht operierte Kniegelenk, wenn es überbelastet wird.

Die folgende Übung kann die Schmerzen lindern, ist aber weniger geeignet für ein Gelenk mit einer Prothese zur Reduzierung der Schmerzen nach der Operation.

Kniependel: Im Sitzen auf einer höheren Unterlage, z. B. Stuhl, Tisch oder Bank, den Unterschenkel frei nach unten hängen lassen, wobei der Oberschenkel gut aufliegt. Diese Position kann mehrere Minuten oder auch länger eingehalten werden, um eine Entlastung im Kniegelenk zu erzielen. Durch leichte Pendelbewegungen ohne Kraftanstrengung entspannt sich die Muskulatur im Ober- und Unterschenkel.

Eine zusätzlich angebrachte Gewichtsmanschette (max. 2 kg) am Knöchel verstärkt die Entlastung, da das Knie dadurch leicht auseinandergezogen wird. Anstelle einer Gewichtsmanschette kann auch ein schwerer Schuh angezogen werden, z. B. ein Ski- oder Bergschuh.

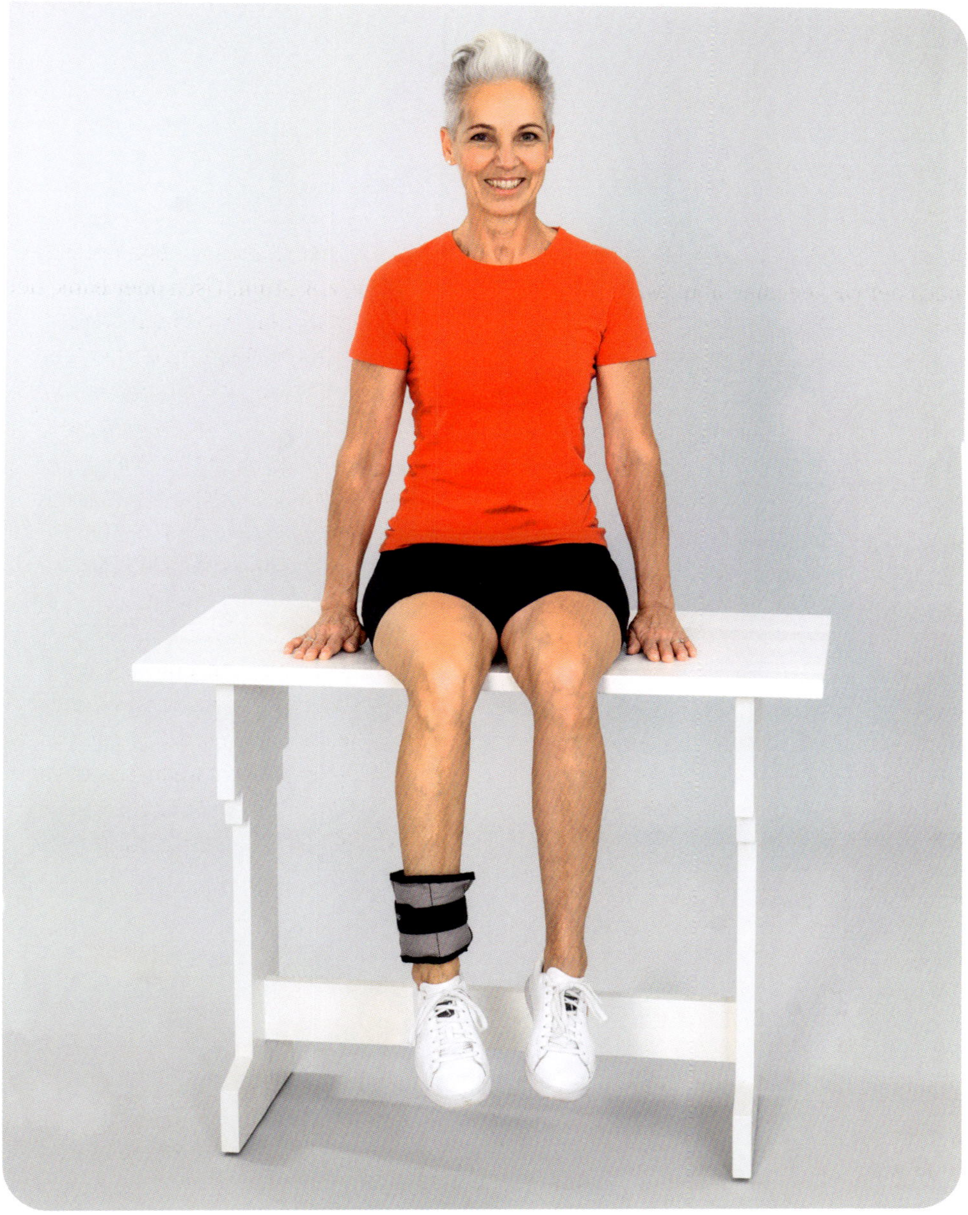

Übungen im Liegen: Schwellung im Bein abbauen

Nach der OP schwellen Kniegelenk, Unterschenkel und Fuß durch eine Ansammlung von Gewebewasser an. Das Ausmaß dieser Schwellung ist von Mensch zu Mensch unterschiedlich, kann aber mehrere Wochen anhalten. Auch nach der Heilung treten Schwellungen nach einer stärkeren Belastung gelegentlich noch auf. Besonders in den ersten Tagen nach der OP ist die Gefahr eines Blutgerinnsels (Thrombose) im Bein erhöht aufgrund der mangelnden Bewegung und längeren Ruhephasen. Daher ist es außerordentlich wichtig, die Zirkulation mit einfachen Fußbewegungen im Bein anzuregen. Empfehlenswert ist auch, das Bein in Rückenlage mithilfe eines Kissens leicht erhöht zu lagern.

Entstauungsübung 1: Im Liegen auf dem Rücken wird das Bein auf ein Kissen oder auf eine zusammengefaltete Decke gelegt. Dann den Fuß heranziehen und wieder wegstrecken. Dadurch kommt es zu einer Kontraktion der Wadenmuskulatur, die die Zirkulation im Bein anregt und das überschüssige Gewebewasser abfließen lässt. (1)

Entstauungsübung 2: Wenn es möglich ist, das Bein anzuheben, wird es auf ein dickes Kissen oder einen Gymnastikball gelegt. In dieser Position kräftige Fußbewegungen durchführen. Die Fußspitze zum Körper heranziehen und wieder wegstrecken. Auch kreisende Bewegungen mit dem Fuß sind möglich und führen zu einer besseren Beweglichkeit des Fußgelenks. Je höher das Bein liegt, desto effektiver die Wirkung und der Abfluss des Gewebewassers. (2)

Entstauungsübung 3: In Rückenlage das Bein mit beiden Händen anheben, nach oben strecken und gut unterstützen. Es ist wichtig, dass sich der Fuß höher als das Kniegelenk befindet. In dieser Haltung den Fuß kräftig nach oben und unten bewegen und die Fußspitze bei jeder Bewegung so weit wie möglich zum Körper herunterziehen. Nach 10–15 Wippbewegungen das Bein ablegen. So wird die Blutzirkulation im Bein angeregt. Nach einigen Minuten die Übung wiederholen, das Bein erneut nach oben halten und Fußbewegungen ausführen. (3)

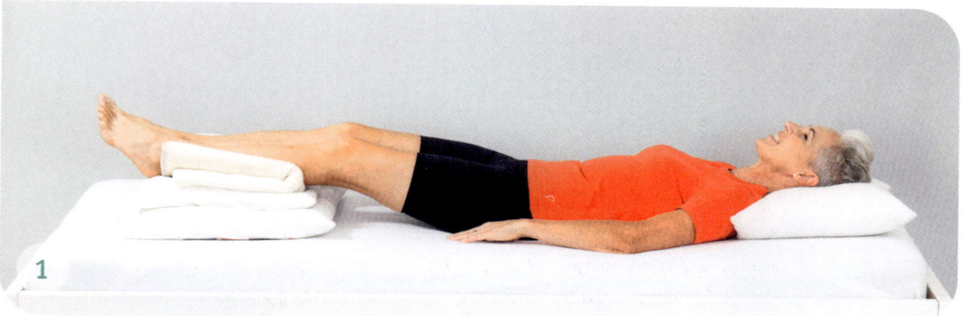

1

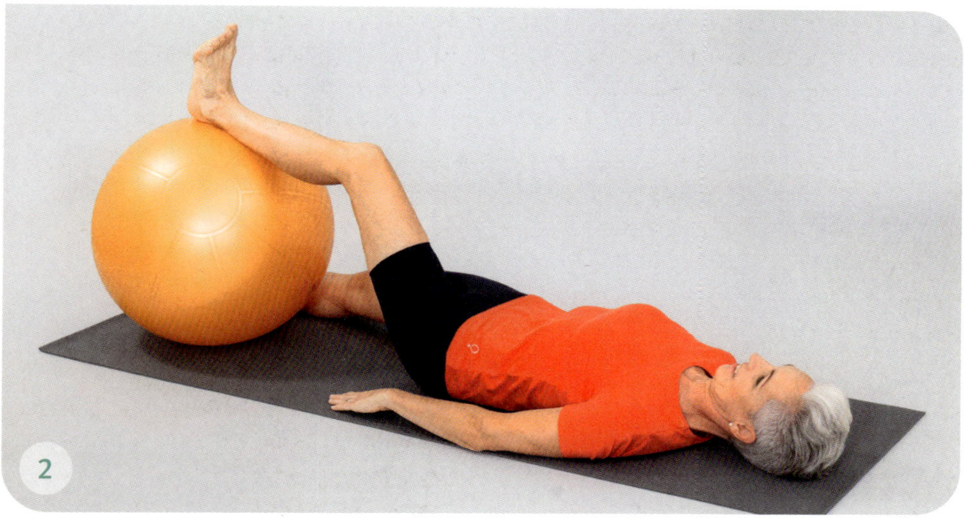

2

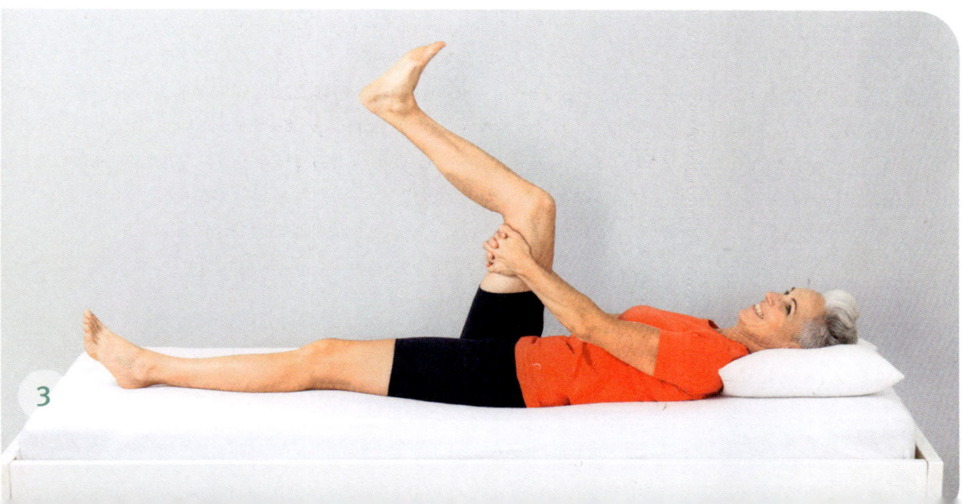

3

Übungen im Liegen: Kniebeweglichkeit verbessern

So früh wie möglich nach der Operation ist eine aktive Bewegung des Kniegelenks von großer Bedeutung. Einfache Beuge- und Streckbewegungen reichen bereits aus, damit das Gelenk nicht versteift. Diese sollten besonders in den ersten Tagen nach der Operation nicht über die Schmerzgrenze hinausgehen.

Die folgenden Übungen können in der ersten Zeit im Bett durchgeführt werden, später auf einer Matte auf dem Boden.

Fersengleiten: In Rückenlage wird das Bein im Kniegelenk gebeugt, der Fuß aufgestellt und die Ferse auf die Unterlage aufgesetzt. Dann wird der Fuß zum Körper herangezogen und wieder vom Körper weggeschoben. Dabei beugt und streckt sich das Kniegelenk und die Ferse gleitet über die Unterlage. Diese Bewegung mehrmals mit kleinen Pausen zwischendurch wiederholen. ❶

Ballrollen: In der Rückenlage im Bett, auf einer Liege oder auf einer Matte auf dem Boden liegt das Bein mit dem Fuß auf einem großen Gymnastikball und rollt diesen langsam vor und zurück. Diese Position führt zu einer Entlastung des Beines und des Kniegelenks, das sich durch diese Bewegung beugt und streckt, mit dem Ziel, die Beweglichkeit zu verbessern. ❷

Unterschenkelschwung: In Rückenlage das Bein am Oberschenkel mit beiden Händen unterstützen und zunächst den Fuß und den Unterschenkel nach oben strecken. Dann den Fuß langsam wieder nach unten bewegen und im Kniegelenk beugen, wobei der Oberschenkel möglichst senkrecht gehalten wird und sich nicht mitbewegt. Die Schwerkraft sorgt dafür, dass der Unterschenkel nach unten gezogen wird und sich die Beugung im Kniegelenk verstärkt. Die Übung kann 10–15 × wiederholt werden, danach das Bein ablegen und nach einer kleinen Pause wieder neu beginnen. ❸

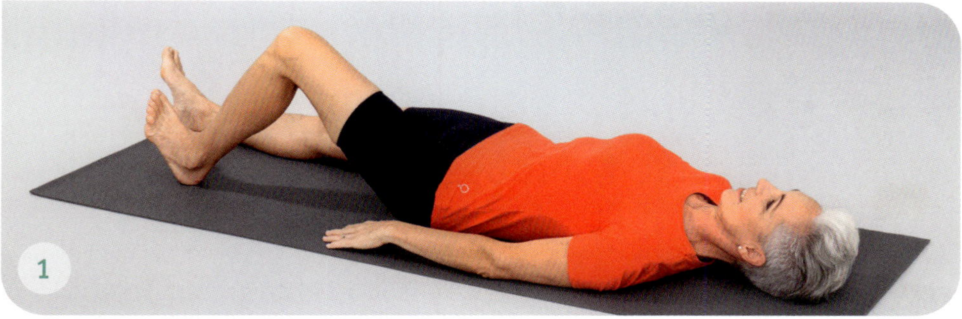
1

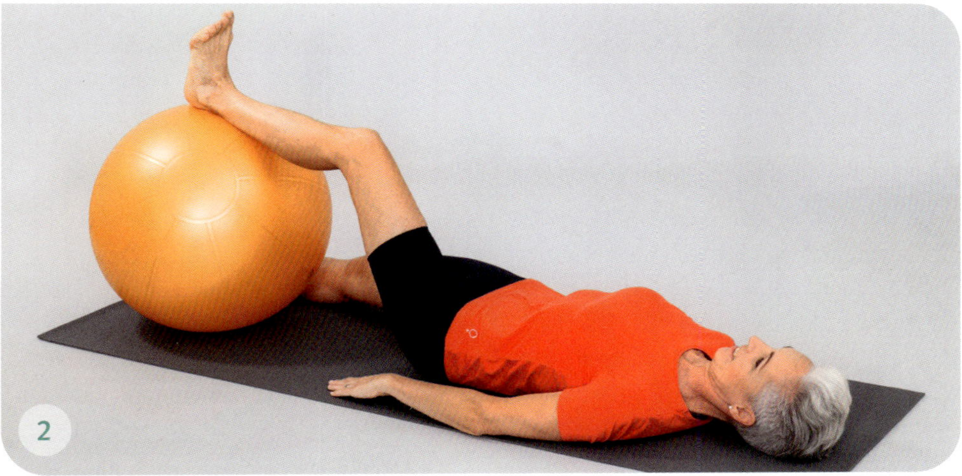
2

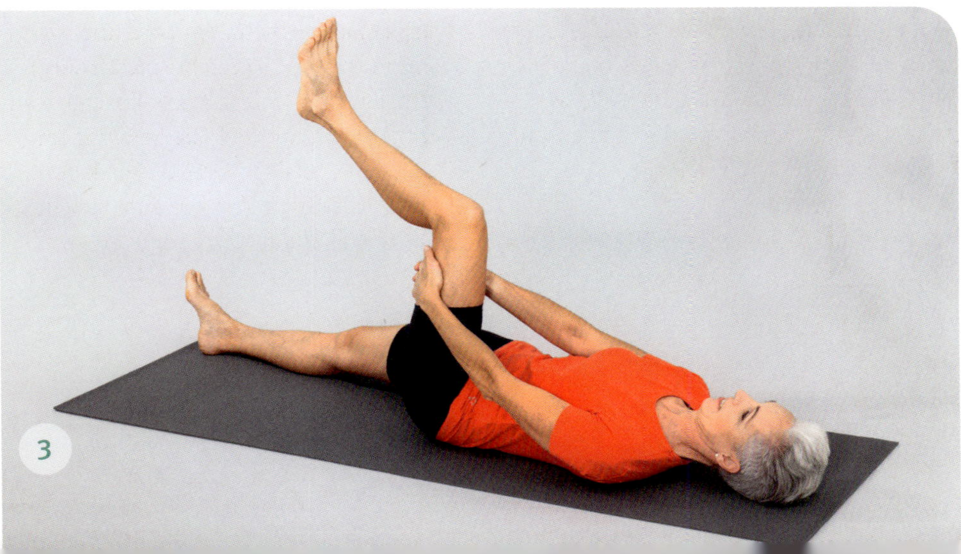
3

Übungen im Sitzen: Kniebeweglichkeit verbessern

Die Sitzposition bietet eine andere Ausgangsstellung zum Üben. Dadurch verändert sich die Belastung im Gelenk und im Oberschenkelmuskel. Einfache Übungen verbessern die Funktion des Kniegelenks.

Unterschenkelhub: Im Sitzen auf einem Stuhl liegt der Oberschenkel möglichst gut auf der Sitzfläche auf. Durch Unterlegen eines Kissens oder einer Decke ist die Sitzfläche leicht erhöht und der Fuß hat keinen Bodenkontakt. Nun den Unterschenkel anheben und das Knie strecken. Danach den Unterschenkel langsam wieder absenken. Die Übung 10–15 × wiederholen, eine Pause machen und dann erneut wieder beginnen. ❶ + ❷

Gegenstand rollen: Im Sitzen auf einem Stuhl steht der Fuß auf einer Flasche, einem kleinen Ball oder einer Rolle aus Karton (z. B. von einer Küchenrolle). Dieser Gegenstand wird vor- und zurückgerollt, indem der Fuß vor- und zurückbewegt wird. Dies führt zur Beugung und Streckung im Kniegelenk, wobei die Bewegung immer bis zum Endpunkt ausgeführt wird, um eine Erweiterung des Bewegungsumfanges zu erreichen. ❸

Bodenwischen: Im Sitzen auf einem Stuhl steht der Fuß auf einem Tuch auf dem Boden. Das Tuch wird mit dem Fuß vor- und zurückgeschoben, dabei das Kniegelenk gebeugt und wieder gestreckt. Diese Übung funktioniert nur auf glattem Boden. ❹

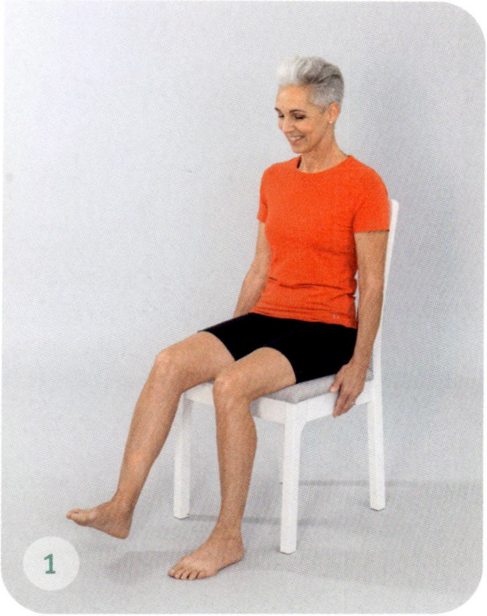
1

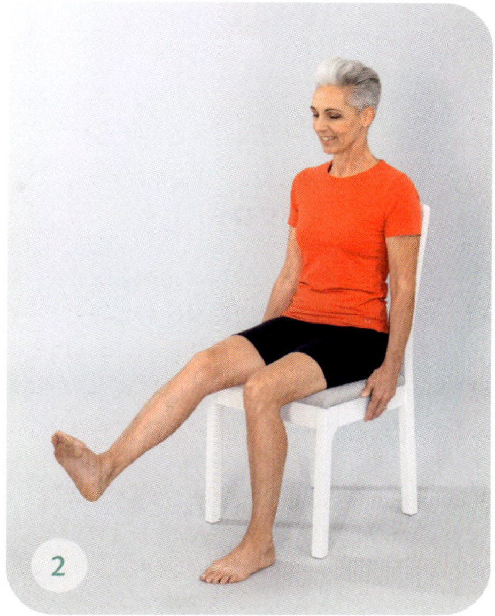
2

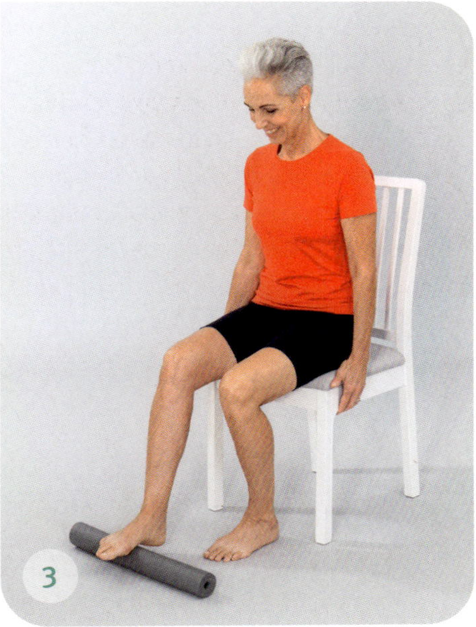
3

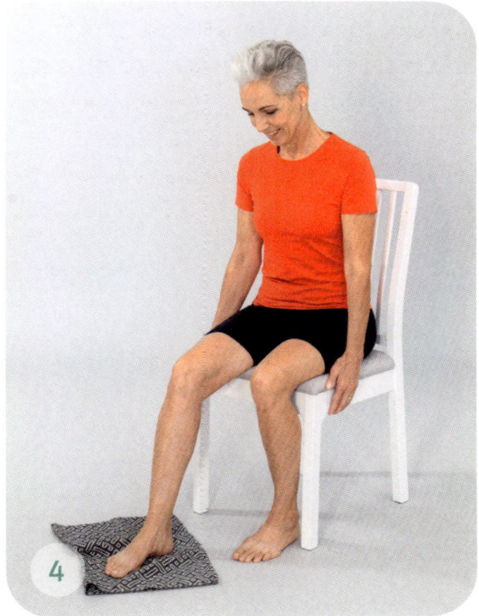
4

Übungen im Stehen: Kniebeweglichkeit verbessern

Im Stehen ist die Belastung des Kniegelenks deutlich höher. Deshalb sind diese Übungen erst möglich, wenn die Schmerzen im operierten Bereich erträglich sind. Übungen im Stehen sind aber auch wichtig, um das Gangbild zu verbessern, Sicherheit zu erlangen und Vertrauen zum neuen Gelenk zu bekommen.

Ausfallschritt: Im Stehen mit dem operierten Bein einen Schritt nach vorn machen. Dann das Gewicht auf dieses Bein verlagern und das Kniegelenk abwechselnd beugen und strecken. Diesen Ausfallschritt 5–10 × wiederholen. Bei unsicherem Stand können die Unterarmgehstützen helfen! 1 + 2

Ausfallschritt-Variante: Der Ausfallschritt kann auch an der Treppe auf der ersten Stufe durchgeführt werden, Festhalten am Treppengeländer sorgt für einen sicheren Stand. Die Bewegung erfolgt im Kniegelenk, indem es gestreckt und gebeugt wird.

Anfersen: Im Stehen auf einem Bein wird der Unterschenkel des operierten Beines nach hinten abgewinkelt und die Ferse so hoch wie möglich gezogen. Dabei ist es erforderlich, sich festzuhalten (Sprossenwand, Stuhl, Tisch) oder die Unterarmgehstützen zur Hilfe zu nehmen. Mit Gewichtsmanschette oder einem schweren Schuh wird die Übung deutlich schwerer und hat eine kräftigende Wirkung für die Muskulatur an der Oberschenkelrückseite. 3

Einbeinstand: Im Stehen wird das operierte Bein vorn angehoben, bis der Oberschenkel etwa waagerecht ist, dann der Unterschenkel vor- und zurückbewegt. Das Kniegelenk beugt und streckt sich dabei. Auch hierbei ist es erforderlich, sich festzuhalten, z. B. an der Wand, an einem Stuhl oder die Unterarmgehstützen einzusetzen. 4

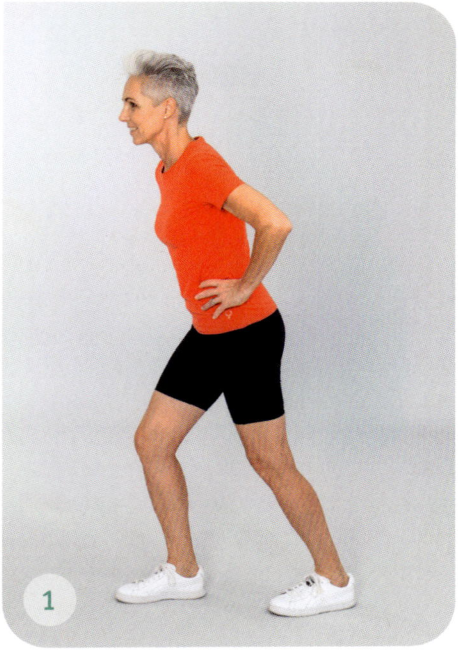
1

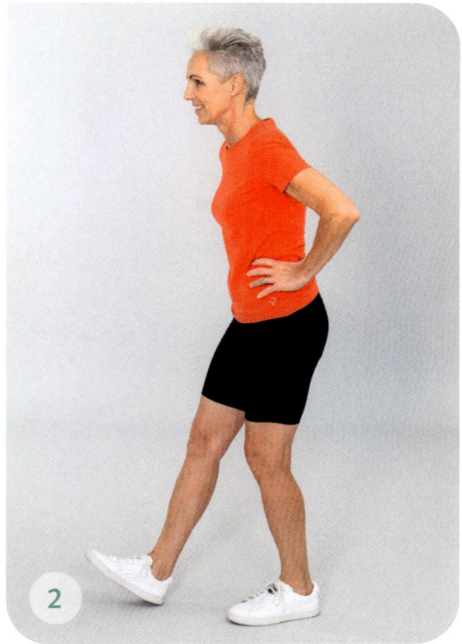
2

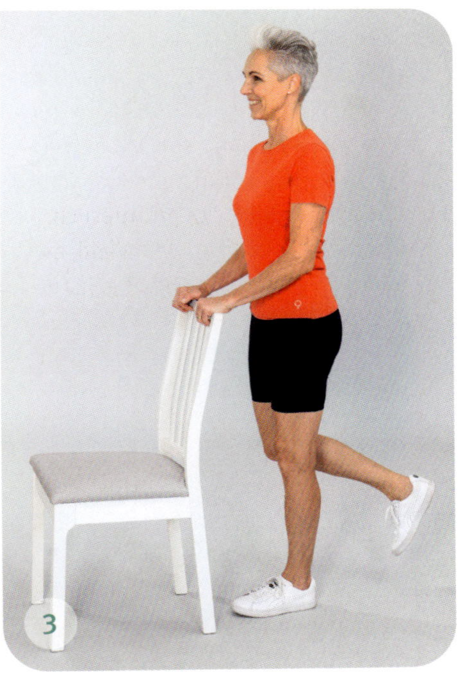
3

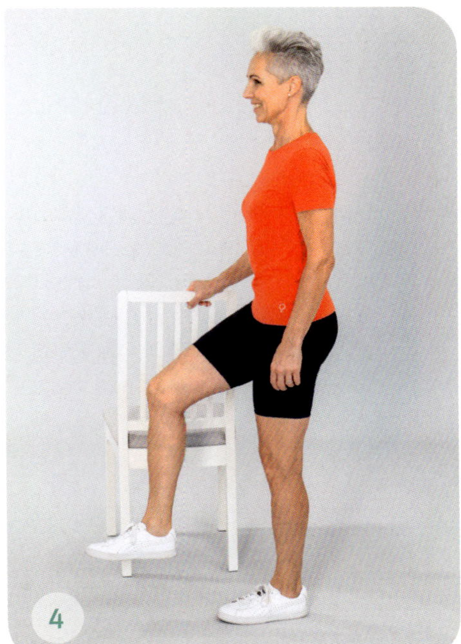
4

Dehnlagerungen

Nach der Operation verbessert sich sowohl die Beugung des Kniegelenks als auch die Streckung von Tag zu Tag, insbesondere mit Abnahme der Schmerzen und der Schwellung. Gelegentlich ist die Beugung im Kniegelenk gut, aber das Knie kann nicht voll gestreckt werden. Eine vollständige Streckung oder sogar leichte Überstreckung ist aber äußerst wichtig, da nur in dieser Position ein ermüdungsfreies Stehen möglich ist.

Oft konnte das Knie vor der Operation durch degenerative Veränderungen nicht mehr ganz gestreckt werden. Dann sind bindegewebige Anteile, Sehnen oder Bänder regelrecht geschrumpft und müssen aufgedehnt werden. Das kann durch eine Dehnlagerung erreicht werden, die längere Zeit beibehalten wird, solange wie der Schmerz das zulässt. Je länger die Position gehalten wird, umso besser gewöhnen sich die Strukturen an die »neue« Länge. Zu Beginn sind schon wenige Minuten ausreichend, später können diese Lagerungen bis zu 30 Minuten oder länger ausgehalten werden.

Verbesserung der Kniestreckung

Kniekehlenzug in Rückenlage: Im Liegen mit ausgestrecktem Bein wird der Fuß leicht unterlagert, z. B. mit einem kleinen, weichen Ball oder Kissen. Das Knie liegt jetzt nicht mehr auf der Unterlage, sondern hängt annähernd frei in der Luft. Dadurch entsteht eine Dehnung im Bereich in der Kniekehle und an der Rückseite des Kniegelenks. Die Verlängerung der Strukturen in diesem Bereich führt zur Verbesserung der Streckung im Kniegelenk. ①

Kniekehlenzug im Sitzen: Im Sitzen wird das Bein mit dem Fuß auf einen Stuhl oder Hocker gelegt. Es hängt dann sozusagen frei durch, wird nicht unterstützt und die Rückseite dadurch gestreckt. ②

Die Sitzposition erhöht auch den Zug an der Rückseite des Oberschenkels und dehnt diese Muskelgruppe. Durch das Auflegen eines kleinen Gewichtes (Gewichtsmanschette, max. 1,5 kg) kann die Wirkung noch verstärkt werden. ③

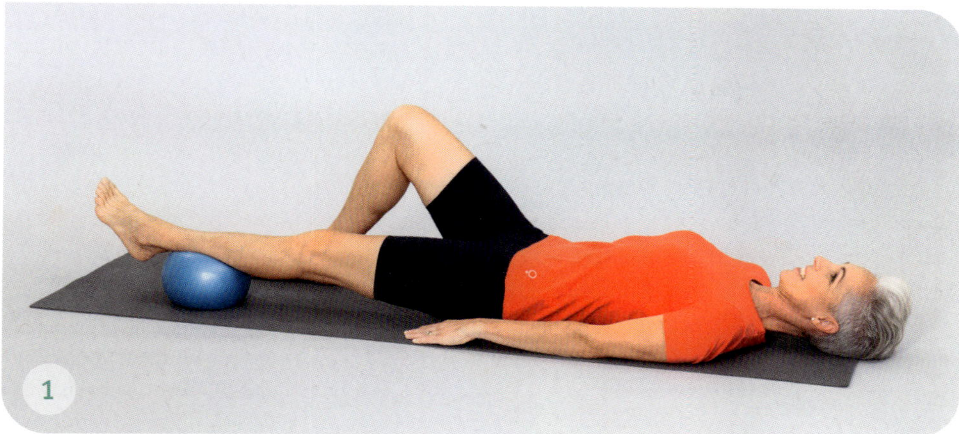
1

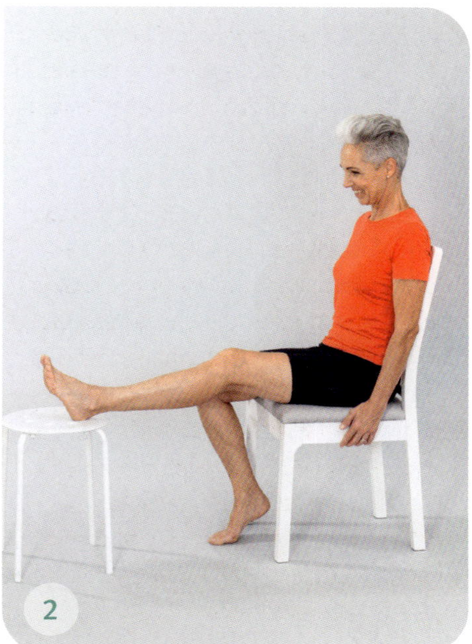
2

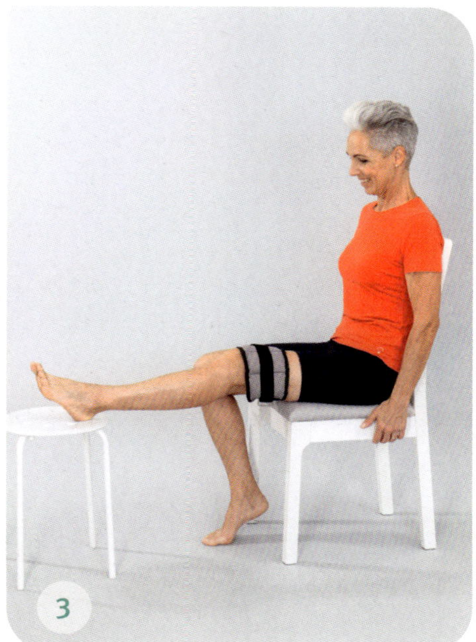
3

Kniekehlenzug in Bauchlage: Bei stark eingeschränkter Streckung im Kniegelenk kann das Liegen auf dem Bauch hilfreich sein. Die Fußspitze sollte jedoch keinen Kontakt zur Unterlage haben, damit der Unterschenkel keine Unterstützung erfährt. Die Schwerkraft zieht den Unterschenkel dann nach unten und es kommt zur Dehnung im Bereich der Kniekehle und der gesamten Beinrückseite. Ein kleines Gewicht in Form einer Gewichtsmanschette am Unterschenkel kann die Wirkung noch verstärken. ❶

Verbesserung der Kniebeugung

Eine gute Beugung ist für viele Aktivitäten im Alltag notwendig. Sollte die Verbesserung der Kniebeugung trotz regelmäßigen Übens nicht eintreten, kann auch hier eine gehaltene Dehnung einen Fortschritt erzielen.

Kniewinkelposition: In Rückenlage das Bein anheben und den Oberschenkel möglichst in senkrechter Stellung fixieren. Fällt das schwer, kann der Oberschenkel mit den Händen unterstützt werden. Nun wird das Kniegelenk bis zum Anschlag gebeugt und gehalten. Das ist eine wichtige Übung, die die Kniebeugung verbessert, denn die Schwerkraft zieht den Unterschenkel nach unten. Die Position muss dafür aber so lange wie möglich gehalten werden. Eine Gewichtsmanschette am Fußgelenk erhöht die Intensität und verstärkt die Wirkung. ❷

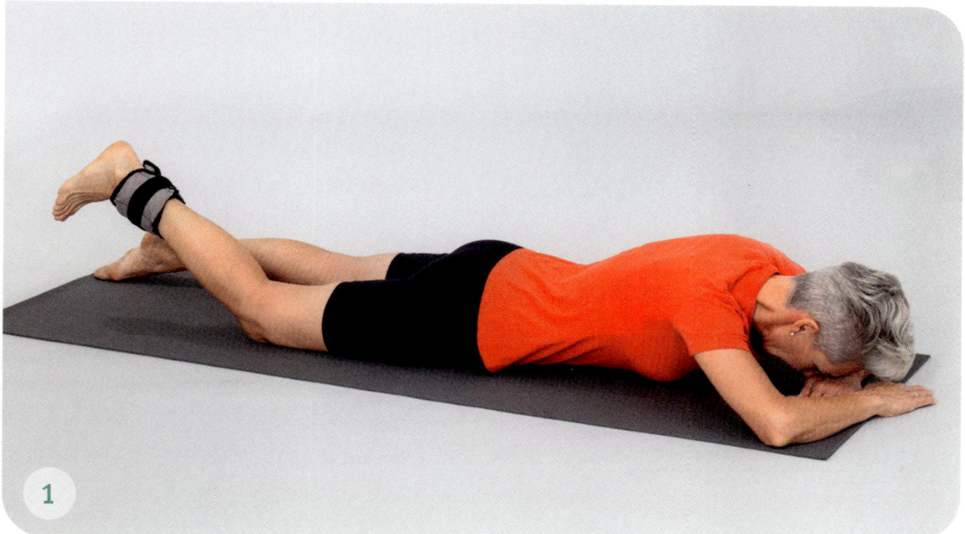

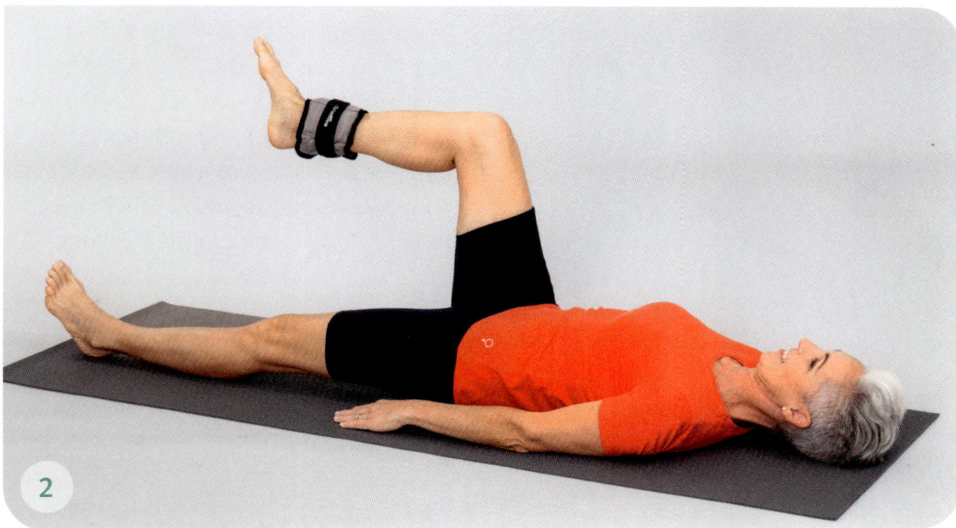

Dehnübungen

Dehnübungen sollen die Muskulatur entspannen und die Elastizität der Muskelfasern erhöhen. Halten Sie die jeweilige Position mindestens 30 Sekunden oder länger. Dehnen Sie statisch (ohne zu wippen), bis ein Dehnreiz eintritt. (Ruckartige Dehnreize lösen im Muskel eher ein reflexartiges Zusammenziehen aus und sind daher weniger effektiv.)

Oberschenkeldehnung: Mit dem Bauch auf einen Tisch oder auf eine Bank legen und das gesunde Bein auf den Boden setzen. Dafür muss der Körper am Rand des Tisches liegen. Dann wird der Unterschenkel mithilfe eines Bandes, Handtuchs oder Gürtels zum Gesäß gezogen. Verbessert die Kniebeugung und dehnt den Oberschenkelmuskel. 1

Wadendehnung: Die Muskulatur der Wade befindet sich zwar am Unterschenkel, reicht aber bis in das Kniegelenk hinein. Dehnt man also die Wadenmuskulatur, wird auch das Kniegelenk gestreckt. Im Stehen in der Schrittstellung ein Bein nach hinten setzen und sich mit den Händen auf dem Oberschenkel abstützen. Wichtig ist, dass die Ferse Kontakt zum Boden hat. Das Becken nun so weit nach vorn bewegen, dass die Dehnung in der Wadenmuskulatur spürbar wird. 2

Wadendehnung an der Treppe: Auch eine Treppenstufe oder wie hier einige Bücher können zum Üben genutzt werden. Dazu muss aber etwa die Hälfte des Vorderfußes auf der Stufe oder den Büchern stehen, um ein Abrutschen zu vermeiden. Am Treppengeländer oder an der Stuhllehne festhalten und die Fersen bei gestreckten Kniegelenken absenken. Die Dehnung macht sich sowohl in den Waden als auch in den Kniegelenken bemerkbar. 3

Dehnen der Oberschenkelinnenseite: Im aufrechten Stand die Beine spreizen. Aus dieser breiten Schrittstellung das Gewicht auf das rechte Bein verlagern und im Kniegelenk beugen. Dadurch wird die Muskulatur an der Oberschenkelinnenseite des linken Beins gedehnt. Anschließend dieses Bein beugen, das Gewicht verlagern und die Muskulatur des rechten Beines dehnen. 4

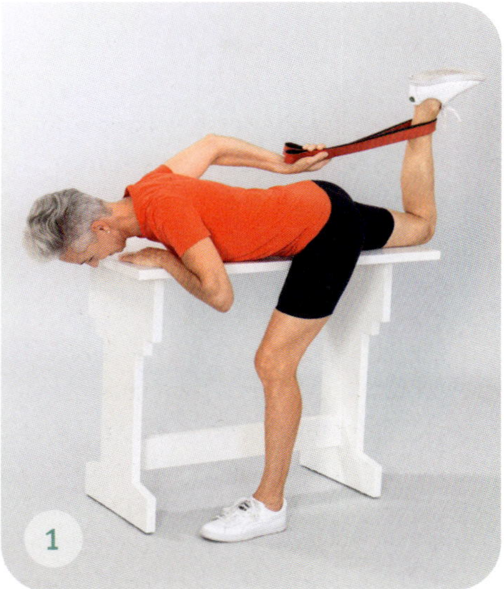
1

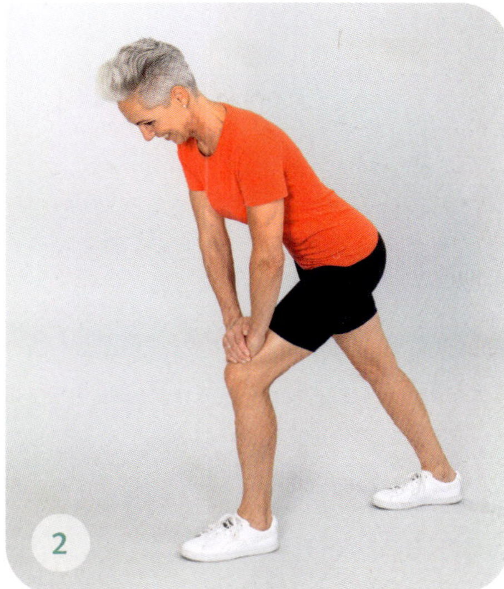
2

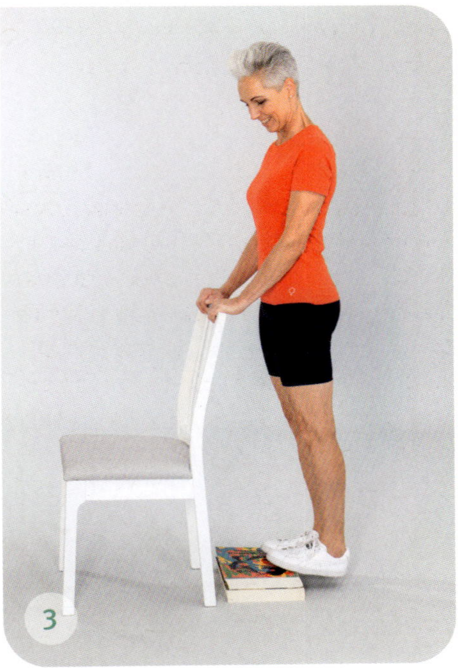
3

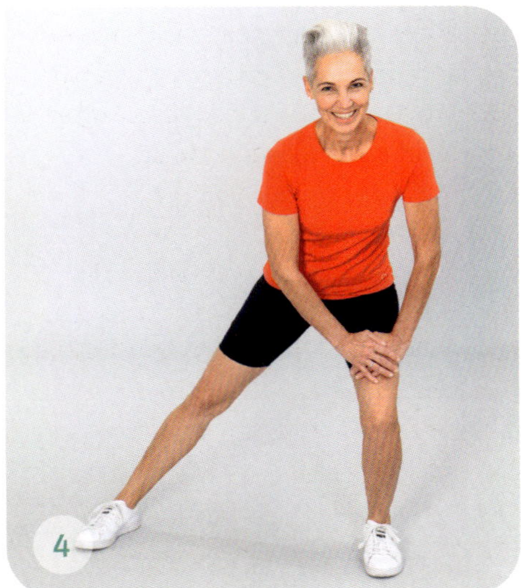
4

Übungen zur Kräftigung der Beinmuskulatur

Die Kraft verbessert sich, wenn der Muskel angespannt wird. Dies kann dynamisch oder statisch erfolgen. Bei statischen oder isometrischen Übungen wird die Muskelspannung ohne Bewegung 10–15 Sekunden gehalten, danach der Muskel entspannt. Bei dynamischen Kräftigungsübungen werden langsame Wiederholungen durchgeführt, dabei sind 10–20 Wiederholungen anzustreben.

Oberschenkelkraft in Rückenlage: Legen Sie sich auf den Rücken und positionieren eine feste Rolle, ein Kissen oder ein zusammengerolltes Badetuch unter die Knie. Die Fersen und Unterschenkel anheben. Dadurch spannt sich die Oberschenkelmuskulatur an.
Die Spannung 10–15 Sekunden halten und mindestens 5 × wiederholen. ➊

Danach mit den Knien die Rolle fest nach unten drücken, die Fersen behalten Kontakt zur Unterlage.
Ebenfalls 10–15 Sekunden halten und mindestens 5 × wiederholen. ➋

Beide Übungen können mit den Beinen im Wechsel durchgeführt werden, abwechselnd erst das rechte Bein anspannen und wieder entspannen, danach das linke Bein.

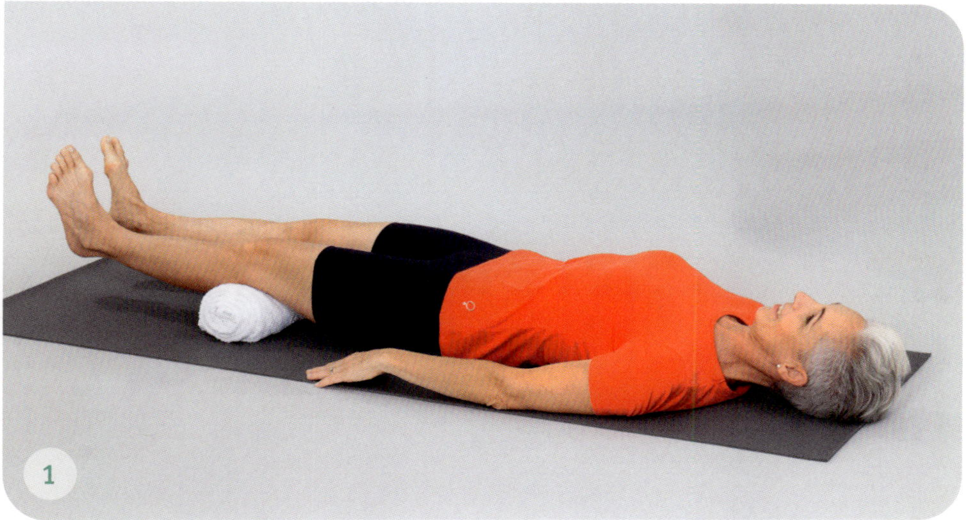
1

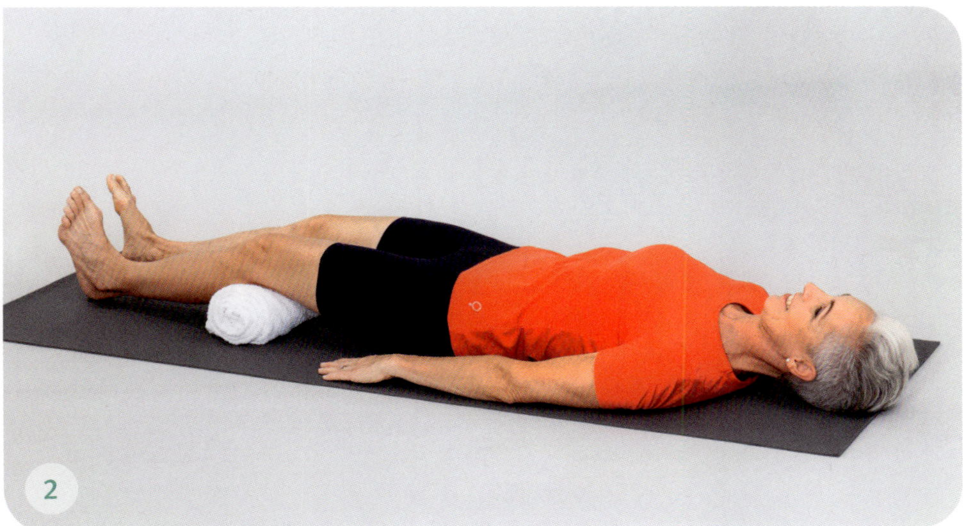
2

Kniebeuge: Im Stehen mit hüftbreit geöffneten Beinen in die Kniebeuge absenken und in dieser Position verharren. Um den Oberkörper aufrecht zu halten, die Übung mit einem Stab in Vorhalte durchführen. Dazu kann alternativ auch eine Gehstütze oder ein Besenstiel dienen. Es ist eine statische Belastung für die Oberschenkelmuskulatur. Nach ca. 10 Sekunden wieder hochkommen. 3

Dynamische Kniebeuge: Im Stehen sind die Füße parallel und die Beine hüftbreit geöffnet. Nun langsame (!) Kniebeugen machen. Dabei nicht zu tief heruntergehen, nur so weit, wie die Beweglichkeit des Kniegelenks es zulässt. Es ist nicht erforderlich, bis in die Hocke hinunterzugehen, eine kleine Bewegungsamplitude ist ausreichend. Die Belastung auf beide Füße gleichmäßig verteilen. Mit wenigen Kniebeugen beginnen und dann langsam steigern bis zu 30 Wiederholungen. 4

Kniebeuge mit Gewichtsverlagerung: In der Kniebeuge das Gewicht abwechselnd auf das operierte Bein, dann auf das gesunde Bein verlagern, die Belastung jeweils im Oberschenkel und an der Fußsohle spüren (ohne Foto).

Einbeinige Kniebeugen im Ausfallschritt: An einem Stuhl oder Tisch mit einer Hand festhalten und in die Schrittstellung gehen. Das operierte Bein nach vorn setzen, das hintere Knie beugen und langsam zum Boden absenken, jedoch den Boden nicht berühren. Dann wieder nach oben bewegen. Es sind bis zu 10 Wiederholungen zu empfehlen. 5

Der Kraftaufbau der Oberschenkelmuskulatur ist sehr wichtig, denn sie spielt bei alltäglichen Bewegungsabläufen eine große Rolle, wie Hinsetzen und Aufstehen vom Stuhl, Treppensteigen, Bücken, Radfahren.

Fersenstand: Zur Kräftigung der Wadenmuskeln möglichst mit hüftbreit geöffneten Beinen aufrecht stehen, an einem Stuhl festhalten und so weit wie möglich in den Zehenstand hochgehen, dann die Fersen wieder zum Boden absenken. Diese Übung mindestens 10 × wiederholen. Ohne Schuhe ist die Übung effektiver. 6

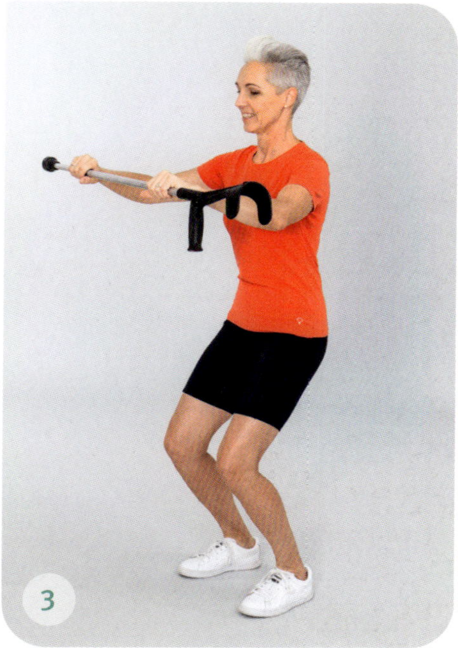
3

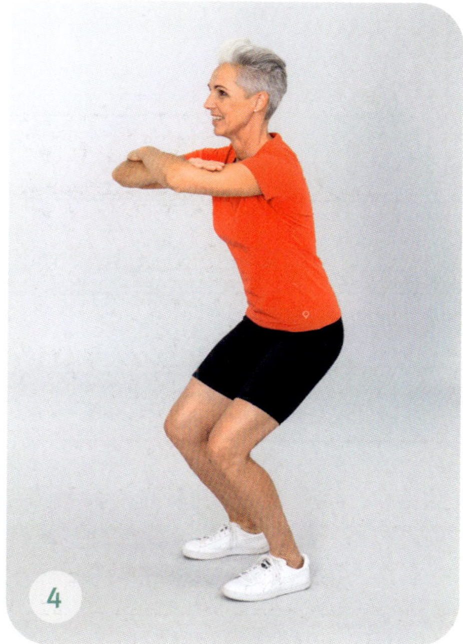
4

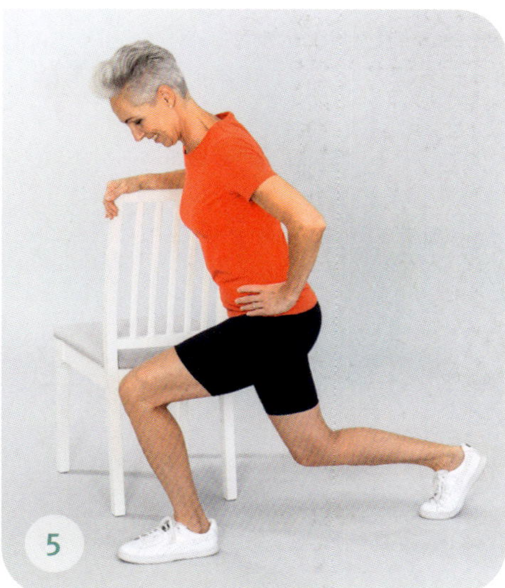
5

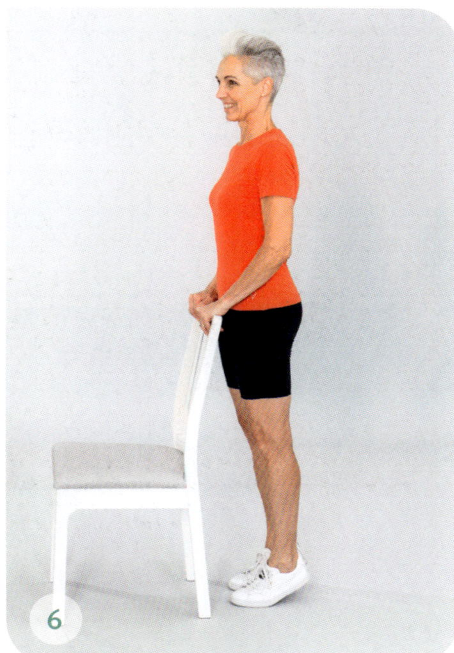
6

Übungen zur Verbesserung der Stabilität und Koordination

Um die Stabilität im Knie zu verbessern, muss dieses vermehrt belastet werden. Dadurch erhöhen sich die Kontrolle und das Gleichgewicht. Die Muskulatur besitzt Bewegungs- und Haltefunktionen, die durch die folgenden Übungen angeregt werden. Sie gewinnen auch mehr Zutrauen zum neuen Kniegelenk. Zunächst können Sie sich bei den Übungen festhalten, mit zunehmender Schmerzfreiheit und Stabilität ist das nicht mehr nötig.

Standbeintraining: Aus der Schrittstellung das Gewicht auf das operierte Bein verlagern und den anderen, unbelasteten Fuß über einen kleinen Gegenstand heben, dann wieder zurücksetzen. Wird das Standbein dabei leicht gebeugt, spannt sich der Oberschenkelmuskel vermehrt an. 1 Diese Übung auch seitlich ausführen. Im Stehen das operierte Bein belasten und mit dem anderen Bein einen Schritt zur Seite über einen Gegenstand machen, dann wieder zurücksetzen. 2

Einbeinstand: Der Einbeinstand auf dem operierten Bein ist zunächst schmerzhaft und schwierig, fördert aber die Stabilität im Kniegelenk und die Kraft im Oberschenkel. Üben Sie mit beiden Beinen im Wechsel, also entweder auf dem operierten Bein stehen und das andere bewegen oder umgekehrt. Beginnen Sie damit, im Einbeinstand das andere zur Seite anzuheben, abzuspreizen und wieder abzusetzen. Etwas schwieriger ist, das Bein ohne abzusetzen frei zur Seite zu bewegen, also abspreizen, heranziehen, wieder abspreizen usw. 3 Dadurch verlängert sich die Belastungsphase des Standbeins. Die Bewegungen des freien Beins können dann auch in verschiedene Richtungen gehen (Kreise, Achten, Pendelbewegung usw.). Sie können auch das freie Bein nach vorn anheben und den Fuß im Sprunggelenk bewegen, kreisen oder auf und ab bewegen.

Gleichgewichtstraining: Eine Flasche auf den Boden stellen, ein Bein anheben und mit dem Fuß um die Flasche herumkreisen, ohne sie zu berühren. Mit zwei Flaschen Achtertouren um die Flaschen ausführen. 4

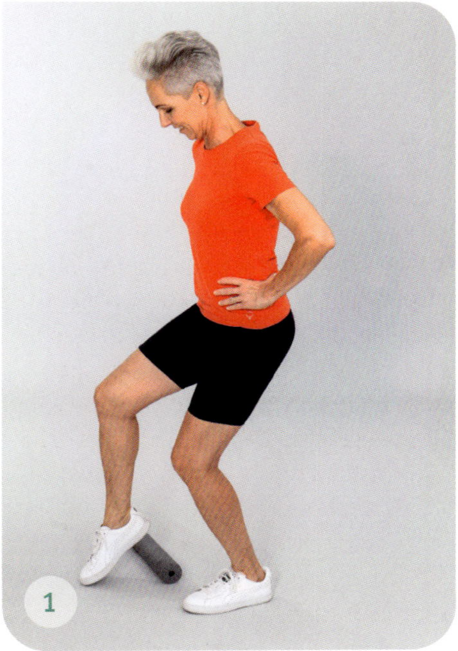
1

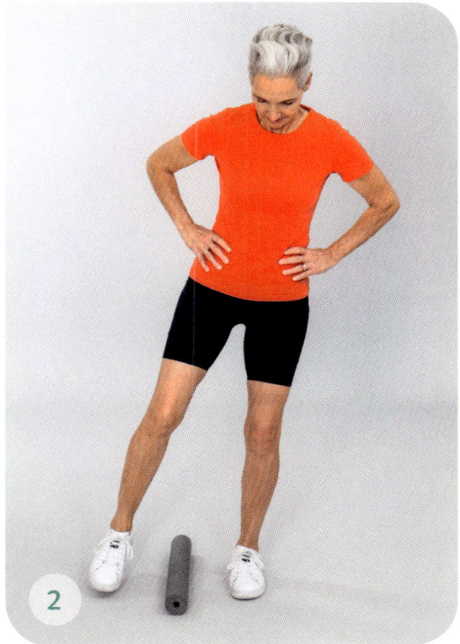
2

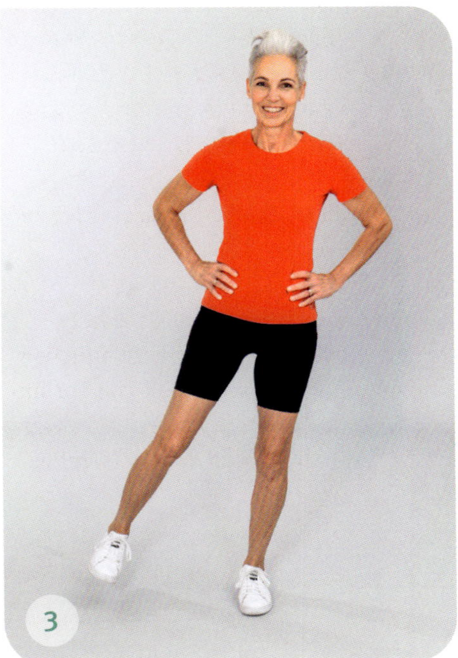
3

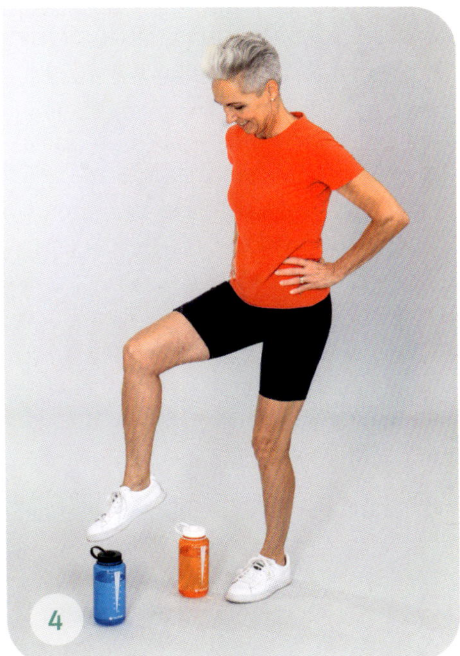
4

Gehtraining

Die alternierende Bewegung beim Gehen ist eine Bewegung, die uns angeboren ist. Bereits als kleines Kind beginnen wir mit dem Schreiten, ohne dass uns das erklärt wird. Deshalb muss das Gehen nach einer Knieoperation nicht neu gelernt werden. Durch Schonhaltung, Schmerzen und Muskelabbau verändert sich jedoch der Gang und normalisiert sich nach einiger Zeit wieder, wenn die Heilung voranschreitet.

Sicherheit beim Gehen bekommen

Allerdings verändern sich die Kontrollmechanismen im operierten Bein. Im natürlichen Gelenk befinden sich Sinneszellen, sogenannte Rezeptoren, die ständig Rückmeldungen über die Winkelstellung des Gelenks und Haltung des Beines an das Gehirn liefern. In einem künstlichen Gelenk befinden sich keine Rezeptoren, die Informationen an das Gehirn senden. Diese erhält das Gehirn dann über andere Strukturen, wie Muskulatur, Bänder und Sehnen. Auch hier gibt es viele Rezeptoren, jedoch müssen wir erst lernen, diese Informationen auszuwerten und umzusetzen. Daher ist es wichtig, das Gehen immer wieder langsam und bewusst zu üben. Am Anfang ist es ratsam, sich auf die Funktion des neuen Gelenks zu konzentrieren, um dann die Bewegungen immer mehr zu automatisieren.

Gehtraining kann zunächst im Haus auf glattem Boden, später draußen durchgeführt werden. Die Gehstrecke sollte zu Beginn nur kurz sein und kann dann langsam verlängert werden.

Unterschiedliche Bodenbeschaffenheiten führen zur Verbesserung des Gangbildes. Beim Gehen sollte bewusst der Untergrund gespürt werden, z. B. Gehen auf Asphalt, auf plattierten Wegen, über die Wiese, durch Laub oder über einen Waldweg.

Verlängern der Gehstrecke

Dabei kann die Zeit eine Orientierung sein, beginnend mit wenigen Minuten, dann jeweils einige Minuten mehr, oder die Gehstrecke kann als Maßstab genutzt werden. Zu Beginn können schon wenige 100 Meter ausreichen.

Die Gehbewegung kontrollieren

Eine Möglichkeit besteht auch darin, sich Beobachtungsschwerpunkte zu setzen. Gehen Sie einige Minuten und konzentrieren Sie sich nur auf ein bestimmtes Kriterium. Beim Gehen achten Sie nur darauf, dass

- der Fuß über die Ferse aufgesetzt und dann bis zu den Zehen abgerollt wird,
- das Bein im Kniegelenk gestreckt wird, wenn der Fuß vorn aufsetzt,
- das Bein im Kniegelenk gestreckt wird, wenn das Bein hinten ist, kurz vor dem Abheben des Fußes,
- bei jedem Schritt die Fußspitze angehoben wird, kurz bevor der Fuß vorne aufsetzt,
- die Beine im Kniegelenk gleichmäßig gebeugt und gestreckt werden,
- die Schrittlänge gleichmäßig ist,
- beide Füße gleich stark belastet werden,
- der Oberkörper nicht zur Seite ausweicht, sondern aufrecht und angespannt ist,
- die Arme neben dem Körper locker pendeln, wenn Sie ohne Stöcke gehen.

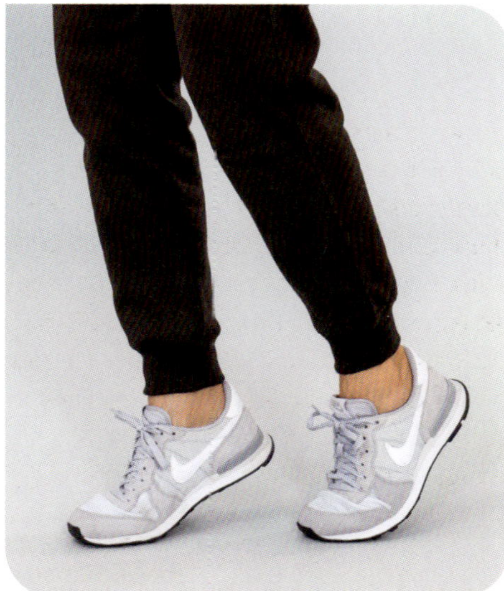

Gezielte Übungen beim Gehen

Ebenfalls sinnvoll ist, während des Gehens gezielt kleine Übungen einzubauen, wie

- auf den Zehenspitzen gehen,
- auf den Fersen gehen,
- kleine Schritte machen,
- bewusst lange Schritte machen,
- bei jedem Schritt die Knie hochheben (Storchengang),
- die Fersen jeweils nach hinten anheben in Richtung Gesäß.

Ziele setzen: Im Freien können natürliche Gegenstände eine Hilfe sein: z. B. bis zum Verkehrsschild oder bis zum nächsten Baum auf den Zehenspitzen gehen, bis zum Zaun oder zur nächsten Bank auf den Fersen usw.

Bodenfliesen oder Steinplatten sind ebenfalls eine Möglichkeit, ein gleichmäßiges Gehen zu üben. Je nach Größe der Platten wird der Fuß mittig aufgesetzt und neben eine Fuge, d. h. die Fuge befindet sich zwischen den Füßen. Dadurch werden die Füße nicht zu eng aufgesetzt.

In der Natur können viele Bodenunebenheiten zum Training genutzt werden, wie das Überwinden von Bordsteinen. In einem Wohngebiet kann gezielt mehrmals auf einen Bürgersteig herauf- und wieder heruntergegangen werden.

Variieren des Gehtempos: Die Geschwindigkeit beim Gehen kann abschnittsweise verändert werden. Langsam ausgeführte Schritte wechseln sich mit schnellen Schritten ab. Das beeinflusst die Belastung im Kniegelenk, denn langsames Gehen bedeutet eine Verlängerung der Belastungsphase. Dadurch kann dann die Muskulatur gezielt angespannt und die Bewegung im Gelenk besser kontrolliert werden.

Schnelles Gehen erhöht die Druckbelastung im Gelenk. Die Muskulatur muss schneller anspannen und wieder entspannen. Das ist zu Beginn nicht leicht umzusetzen aber im Alltag gelegentlich erforderlich, z. B. beim Überqueren einer Straße.

Gehen bergauf und bergab ist ein sehr gutes Training für die gesamte Beinmuskulatur, aber auch zum Anregen des Kreislaufs. Dabei sollten natürlich zu Beginn nur kleine Anhöhen überwunden werden.

Treppensteigen als gezieltes Training: Das Gehen treppauf ist zunächst anstrengend. Deshalb kann mit einer Etage begonnen werden, dann steigern Sie das Pensum, bis Sie mehrere Etagen bewältigen. Wenn das Treppensteigen wieder möglich ist, beginnt das Training in der ersten Woche täglich mit 1 Etage hinauf und wieder hinunter. Bei problemloser und sicherer Beherrschung der Treppe kann die Anzahl der Etagen gesteigert werden.

Sport mit einem künstlichen Kniegelenk

Auch mit einer Knieprothese ist es möglich, sportliche Aktivitäten ausüben. Einige Sportarten sind dafür besser geeignet als andere, je nachdem, welche Kräfte auf das Kniegelenk einwirken.

Was unser Kniegelenk aushalten muss

Bei verschiedenen Sportarten und Bewegungen wirken unterschiedliche Kräfte auf das Kniegelenk ein.

Druckkräfte: Hier wirkt eine Kraft auf das Kniegelenk, die senkrecht von oben kommt. S. 88 ① a Das kann das eigene Körpergewicht sein, aber auch Lasten, die getragen werden, sowohl in der Freizeit, beim Arbeiten als auch beim Sport. Beim sportlichen Wandern ist ein zusätzlicher Rucksack beispielsweise eine zusätzliche Belastung für die Kniegelenke. Beim Krafttraining sind es dann Gewichte, wie Hanteln oder die Gewichtsplatten eines Kraftgerätes und beim Arbeiten alle Lasten, die getragen oder angehoben werden.

Scherkräfte: Am Bein können von verschiedenen Seiten Kräfte auftreten, die auf das Kniegelenk wirken. Das Treten eines Balls führt am Unterschenkel zu Kräften, gleichzeitig wird der Oberschenkel dagegenbewegt. S. 88 ① b Solche Scherkräfte können auch bei anderen Sportarten auftreten, wie beispielsweise beim Brustschwimmen, beim Skifahren, beim Tennisspielen, Tanzsport oder beim Golfspielen.

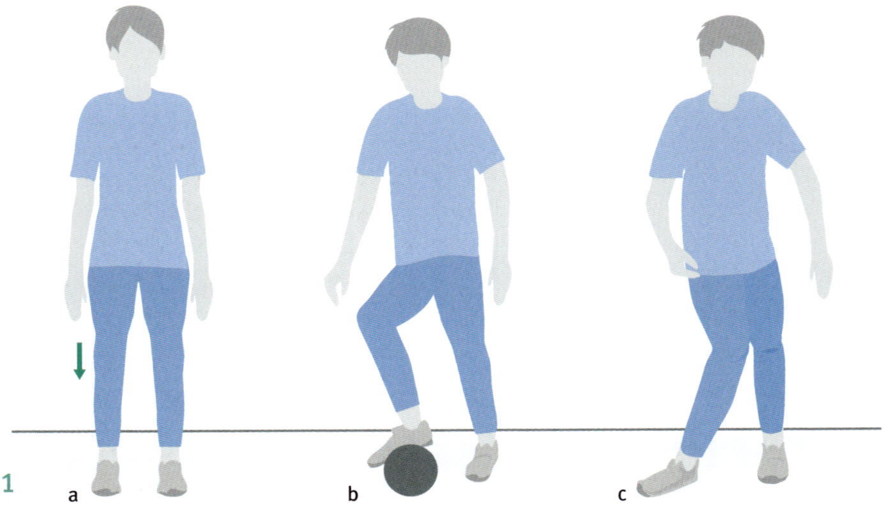

1

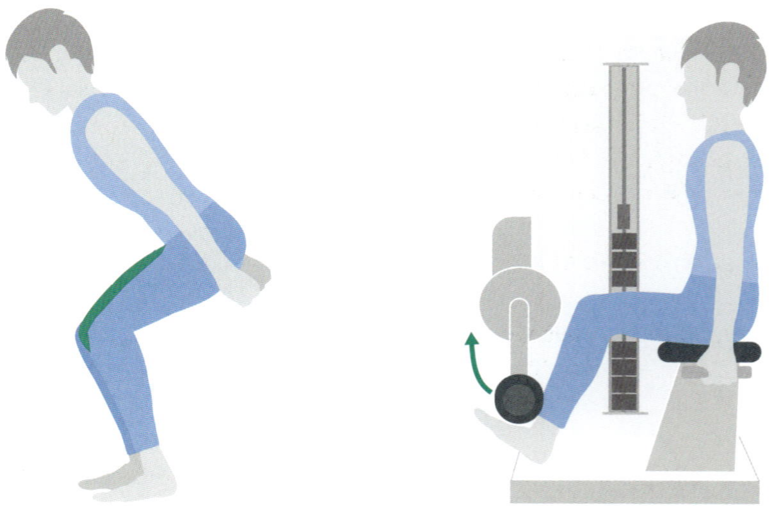

2

❶ Je nach Bewegungs- oder Sportart wirken unterschiedliche Kräfte auf das Kniegelenk: Druckkräfte durch das eigene Körpergewicht (a), Scherkräfte z. B. beim Treten eines Balles (b) und Rotationskräfte, wenn im Kniegelenk eine Drehung erfolgt (c).

❷ Je tiefer die Kniebeuge ausgeführt wird, desto höher ist der Anpressdruck auf die Kniescheibe. Wird beim Krafttraining am Gerät der Unterschenkel gegen einen Widerstand angehoben, belastet dies durch die hohen Zugkräfte am Unterschenkel ebenfalls das Kniegelenk.

Rotationskräfte: Sie treten auf, wenn sich Ober- und Unterschenkel gegeneinander verdrehen. ❶ c Hierbei bleibt der Fuß auf dem Boden stehen, ist nach außen gedreht, wobei Oberschenkel und Knie sich nach innen bewegt. Dies führt oftmals zu Verletzungen, insbesondere der Bänder.

Belastung des Kniegelenks beim Krafttraining

Beim Krafttraining entstehen weitere Druck- und Zugbelastungen für das Kniegelenk.

Anpressdruck: Der Oberschenkelmuskel (M. quadriceps) ist ein kräftiger Muskel, dessen Sehne über das Knie hinweggeht und am Schienbein im oberen Bereich ansetzt. Beim Anspannen des Muskels drückt die Sehne gegen die Kniescheibe. Dadurch entsteht ein hoher Druck an der Rückfläche der Kniescheibe und am Oberschenkelknochen. Je tiefer die Kniebeuge ausgeführt wird und je mehr sich das Kniegelenk beugt, umso größer wird der Druck. Daher bitte beachten: Die Kniebeuge ist eine empfehlenswerte Übung zur Kräftigung der Oberschenkelmuskulatur. Sie darf jedoch nicht zu tief ausgeführt werden. Auch zusätzliche Gewichte, wie Hanteln oder Gewichtswesten, belasten beim Training das Kniegelenk.

Bei der Kniebeuge befinden sich die Füße auf dem Boden und sind somit fixiert, während am Kraftgerät die Unterschenkel gegen den Widerstand angehoben werden. Durch den starken Muskelzug am Oberschenkel entstehen ebenfalls Zugkräfte am Unterschenkel und damit eine hohe Belastung des Kniegelenks.

Spezielle Aspekte zur Belastung einer Knieprothese

Was ist beim Sport mit einer Knieprothese zu beachten, was ändert sich?

Druckkräfte: Sie sind nahezu unschädlich für die Prothese, können jedoch auch nach Jahren zu einem Verschleiß der Prothese führen.

Scherkräfte nach seitlich oder vorne/hinten sowie Rotationskräfte: Das Auftreten dieser Kräfte wirkt sich eher negativ auf eine Knieprothese aus. Dadurch erhöht sich die Gefahr, dass die Prothesenteile sich vom Knochen lösen und sich dadurch lockern. Das Risiko verringert sich, je kräftiger die Beinmuskulatur ist und je fester die seitlichen Bänder sind, denn dann ist eine gewisse Stabilität gewährleistet.

Übungen an Kraftgeräten, bei denen die Füße sich frei gegen den Widerstand heben, sollten möglichst vermieden werden, da dabei ebenfalls Scherkräfte auftreten.

Welche Sportarten sind zu empfehlen?

Spazierengehen, Wandern: Spaziergänge und Wanderungen können ohne Einschränkung durchgeführt werden. Auch längere Strecken sind erlaubt, wenn der körperliche Zustand es hergibt. Dafür ist natürlich etwas Training notwendig und eine langsame Steigerung. Auch Bergwandern ist möglich, allerdings bedeutet längeres Bergabgehen auch eine hohe Belastung für die Kniegelenke und die Oberschenkelmuskulatur. Wanderstöcke sind deshalb zu empfehlen.

Walking und Jogging: Die Kräfte, die beim Laufen auf das Knie einwirken, nehmen mit der Geschwindigkeit zu. Ab 8 km/h und schneller ist es das Dreifache des Körpergewichts. Solche Belastungen sind für künstliche Gelenke nicht gut, wenn sie häufig und regelmäßig vorkommen. Dagegen ist Walken, also schnelles Gehen, durchaus zu empfehlen. Auch das Gehen mit Stöcken, das Nordic Walking, ist eine Sportart, die bestens geeignet ist. Hierbei werden nicht nur Arme und Beine gekräftigt, sondern auch das Herz-Kreislauf-System trainiert.

Radfahren: Das Fahren mit dem Fahrrad ist eine sehr knieschonende Sportart, da das Gewicht des Körpers vom Sattel getragen wird. Die Kniegelenke werden ohne große Belastung bewegt, solange man in der Ebene radelt. Bergauffahren fordert mehr Kraft im Oberschenkel und stellt somit auch eine höhere Belastung für die Kniegelenke dar. Für das Radfahren wird eine Beugung im Kniegelenk

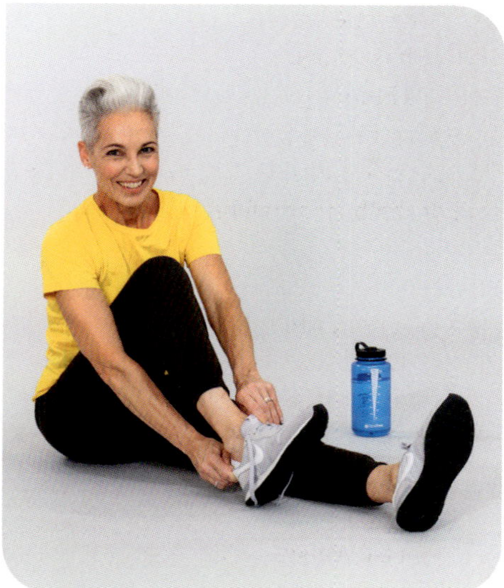

von mindestens 110° benötigt. Kann trotz Therapie und Training diese Beugung nicht erreicht werden, bedeutet dies nicht unbedingt ein Verzicht. Im Fachhandel gibt es entsprechende Adapter, die am Kurbelarm befestigt werden. Dadurch wird dieser kürzer und der Tretradius kleiner.

Zu Beginn ist es gut, erst einmal auf einem Standfahrrad (Heimtrainer, Ergometer) zu trainieren, um Sicherheit zu erlangen. Auch der Gebrauch eines E-Bikes (Pedelec) ist möglich, denn dann können auch wieder längere Strecken bewältigt werden. Da dieses Fahrrad meist ein höheres Gewicht hat, darf es erst benutzt werden, wenn das Auf- und Absteigen sicher beherrscht wird!

Wassergymnastik und Schwimmen: Bewegungen im Wasser sind uneingeschränkt zu empfehlen, da sie weitgehend ohne Gelenkbelastung durchgeführt werden können. Auch Brustschwimmen mit der typischen »Froschbewegung« ist nach 3 Monaten wieder erlaubt, jedoch langsam und ruhig ohne reißende und stoßende Bewegungen.

Fitnessstudio: Ausdauer- und Krafttraining sind ebenfalls möglich und tragen zum Muskelaufbau bei. Der Vorteil im Studio ist, dass das Training witterungsunabhängig ist. Das Training an den Kraftgeräten ist außerdem motivierend. Es können alle Kraftgeräte genutzt werden, allerdings sollten an Beingeräten, an denen die Streckung des Kniegelenks trainiert wird, das Gewicht nicht zu hoch gewählt werden, da dadurch eine hohe Belastung des Gelenks entsteht, insbesondere im Bereich der Kniescheibe.

Skilanglauf oder Skiwandern: Diese Sportarten können auch mit einem künstlichen Gelenk ausgeübt werden. Die schmalen Ski erfordern ein gutes Gleichgewichtsgefühl und eine hohe Stabilität in den Beinen. Stürzen ist immer gefährlich, deshalb dürfen die Ski bergab auch einmal abgeschnallt werden, um nichts zu riskieren.

Alpinski: Abfahrtsski ist weniger zu empfehlen, denn es treten im Bereich der Unterschenkel Drehbewegungen auf, die ungünstig für das Kniegelenk sind. Zusätzlich können unkontrollierte Stürze nicht ausgeschlossen werden. Das Ausüben dieser Sportart hängt jedoch sehr stark vom technischen Vermögen, von den Pistenverhältnissen sowie von den muskulären und motorischen Voraussetzungen ab.

Eher ungünstige Sportarten

Sportarten, wie Ballsportarten, Squash und Badminton, Fechten, Hockey, Kampfsport, Ballett haben alle gemeinsam, dass dabei Stopp-, Dreh- und Bremsbewegungen stattfinden. Das verursacht ungünstige Kräfte und Belastungen, die auf das Knie wirken. Aus diesem Grund ist davon abzuraten. Spiele in der Freizeit, wie Federball oder Ballspiele mit der Familie oder Freunden, sind erlaubt, wenn kontrolliert und ohne Ehrgeiz gespielt wird.

Golf: Sofern der Golfspieler sich nicht mit einem kleinen Elektroauto auf dem Golfplatz bewegt, legt er größere Gehstrecken zurück. Als Gehtraining ist das sicherlich positiv zu sehen. Allerdings werden auch beim Abschlag Drehbewegungen mit den Beinen ausgeführt, wobei der Fuß auf der Stelle stehen bleibt. Dadurch entstehen gegeneinander wirkende Kräfte auf das Kniegelenk. Daher sollte das Golfspielen behutsam ausgeübt werden und möglichst der Fuß auf dem Boden mitgedreht werden.

Tennis: Dieser Sport gehört weitgehend zu den Ballsportarten, wobei hier kein Körperkontakt zum Gegner besteht. Trotzdem kommt es beim Abstoppen und beim Schlagen des Balls besonders bei der Rückhand zu höheren Krafteinwirkungen im Kniegelenk. Spielen im Doppel ohne jeglichen Wettkampfcharakter ist sicherlich 1×/Woche möglich und gesundheitsförderlich, vor allem im Sommer auf dem Freiplatz. In der Halle müssen Boden und Bodenbelag beachtet werden, ein harter Untergrund ist nicht geeignet.

Sachverzeichnis

Empfehlungen von Prof. Dr. Thomas Heß und Silke Rödig

Hier finden Sie weiterführende Informationen

Rehasport

Nach Abschluss der stationären oder ambulanten Rehabilitation und anschließender Physiotherapie kann die Teilnahme am Rehasport empfohlen werden. Der Träger der Rehasportgruppen ist der Sportverein.

Hier werden gezielte Gymnastikübungen für Menschen mit körperlichen Einschränkungen durchgeführt. Die Anleitung erfolgt durch speziell ausgebildete Übungsleiter. Allerdings darf der Rehasport nicht als Krafttraining an Geräten durchgeführt werden. Die Kosten zur Teilnahme am Rehasport übernehmen größtenteils die Krankenkassen, wenn der Arzt eine Verordnung darüber ausstellt. Nach 50 Übungseinheiten müssen die Kosten dann selbst getragen werden.

Im Internet auf der Seite des Behinderten- und Rehabilitationssportverbandes des jeweiligen Landesverbandes gibt es eine Suchmaschine, wo die Rehasportgruppen des Wohnortes oder in der näheren Umgebung aufgeführt sind.

Bibliografische Information der Deutschen Nationalbibliothek
Die Deutsche Nationalbibliothek verzeichnet diese Publikation in der Deutschen Nationalbibliografie; detaillierte bibliografische Daten sind im Internet über http://dnb.d-nb.de abrufbar.

Programmplanung: Celestina Filbrandt
Projektmanagement: Sabine Alvarado
Redaktion: Anne Bleick
Bildredaktion: Christoph Frick, Marie Crämer
Umschlaggestaltung: © Thieme
Innen-Layout: CYCLUS · Visuelle Kommunikation, Stuttgart

Bildnachweis
Covermotiv und Bild S. 3: ©H. Münch/Thieme
Autorenfotos: ©H. Münch/Thieme (Rödig), privat (Heß)
S. 14: Prof. Dr. Heß; S. 20: ©amazing studio/stock.adobe.com; S. 25 + 26: MicroPort Scientific GmbH
People-Fotos: ©H. Münch/Thieme

Die abgebildeten Personen haben in keiner Weise etwas mit der Krankheit zu tun.

Zeichnungen: Christine Lackner, Ittlingen

1. Auflage 2024

TRIAS Verlag in Georg Thieme Verlag KG
Rüdigerstraße 14, 70469 Stuttgart

Satz: CYCLUS · Media Produktion, Stuttgart
Druck: AZ Druck und Datentechnik GmbH, Kempten

Gedruckt auf chlorfrei gebleichtem Papier
Printed in Germany

ISBN 978-3-432-11809-3
eISBN (ePub) 978-3-432-11810-9

1 2 3 4 5 6

MIX
Papier | Fördert gute Waldnutzung
FSC www.fsc.org FSC® C008457

Wichtiger Hinweis: Wie jede Wissenschaft ist die Medizin ständigen Entwicklungen unterworfen. Forschung und klinische Erfahrung erweitern unsere Erkenntnisse. Ganz besonders gilt das für die Behandlung und die medikamentöse Therapie. Bei allen in diesem Werk erwähnten Dosierungen oder Applikationen, bei Rezepten und Übungsanleitungen, bei Empfehlungen und Tipps dürfen Sie darauf vertrauen: Autoren, Herausgeber und Verlag haben große Sorgfalt darauf verwandt, dass diese Angaben dem Wissensstand bei Fertigstellung des Werkes entsprechen. Rezepte werden gekocht und ausprobiert. Übungen und Übungsreihen haben sich in der Praxis erfolgreich bewährt.Eine Garantie kann jedoch nicht übernommen werden. Eine Haftung des Autors, des Verlags oder seiner Beauftragten für Personen-, Sach- oder Vermögensschäden ist ausgeschlossen.

Marken, geschäftliche Bezeichnungen oder Handelsnamen werden nicht in jedem Fall besonders kenntlich gemacht. Aus dem Fehlen eines solchen Hinweises kann nicht geschlossen werden, dass es sich um einen freien Handelsnamen handelt.

Wo datenschutzrechtlich erforderlich, wurden die Namen und weitere Daten von Personen redaktionell verändert (Tarnnamen). Dies ist grundsätzlich der Fall bei Patient*innen, ihren Angehörigen und Freund*innen, z. T. auch bei weiteren Personen, die z. B. in die Behandlung von Patient*innen eingebunden sind.

Thieme Publikationen streben nach einer fachlich korrekten und unmissverständlichen Sprache. Dabei lehnt Thieme jeden Sprachgebrauch ab, der Menschen beleidigt oder diskriminiert, beispielsweise aufgrund einer Herkunft, Behinderung oder eines Geschlechts. Thieme wendet sich zudem gleichermaßen an Menschen jeder Geschlechtsidentität. Die Thieme Rechtschreibkonvention nennt Autor*innen mittlerweile konkrete Beispiele, wie sie alle Lesenden gleichberechtigt ansprechen können. Die Ansprache aller Menschen ist ausdrücklich auch dort intendiert, wo im Text (etwa aus Gründen der Leseleichtigkeit, des Text-Umfangs oder des situativen Stil-Empfindens) z. B. nur ein generisches Maskulinum verwendet wird.

Unsere Umwelt ist uns wichtig!
Papier aus nachhaltigen und kontrollierten Quellen
Druck in Deutschland mit kurzen Lieferwegen
Druckereien mit hohen Ansprüchen an Ökologie

TRIAS, einer der führenden Ratgeberverlage im Bereich Gesundheit, gehört zur Thieme Gruppe, marktführender Anbieter medizinischer Fachinformationen und Services. Anspruch der Thieme Gruppe ist es, den im Gesundheitswesen tätigen Berufsgruppen sowie allen an Gesundheit Interessierten genau die Informationen und Angebote bereitzustellen, die sie in einer bestimmten Arbeitssituation oder Lebensphase benötigen. Durch die hohe Qualität und zielgruppenspezifische Relevanz der angebotenen Leistungen bereitet Thieme den Weg für eine bessere Medizin und mehr Gesundheit im Leben.

Thieme